Dr. Nanthini P.
Dr. Rajmohan Shetty

# Fibrina rica em plaquetas (PRF) e sua aplicação em odontopediatria

Dr. Nanthini P.
Dr. Rajmohan Shetty

# Fibrina rica em plaquetas (PRF) e sua aplicação em odontopediatria

## Uma revisão narrativa

ScienciaScripts

**Imprint**



Cover image: www.ingimage.com

This book is a translation from the original published under ISBN 978-3-659-85905-2.

Publisher:
Sciencia Scripts
is a trademark of
Dodo Books Indian Ocean Ltd. and OmniScriptum S.R.L publishing group

120 High Road, East Finchley, London, N2 9ED, United Kingdom
Str. Armeneasca 28/1, office 1, Chisinau MD-2012, Republic of Moldova, Europe
Managing Directors: Ieva Konstantinova, Victoria Ursu
info@omniscriptum.com

Printed at: see last page
**ISBN: 978-620-8-36785-5**

# FIBRINA RICA EM PLAQUETAS (FP) E SUA APLICAÇÃO EM ODONTOPEDIATRIA

# RECONHECIMENTO

Com um coração cheio de gratidão e humildade, começo por agradecer profundamente a **Deus Todo-Poderoso**, cuja graça e misericórdia ilimitadas têm sido a minha fonte constante de força e inspiração ao longo desta jornada. Nos momentos de dúvida e de luta, a presença de Deus elevou-me, concedendo-me resiliência e fé para continuar a avançar. Cada passo desta jornada foi marcado pelas bênçãos divinas, e este trabalho é um humilde testemunho da graça inabalável de Deus.

Estou profundamente grato ao meu estimado professor, guia e mentor, **Prof. (Dr.) Rajmohan Shetty**, do Departamento de Medicina Dentária Pediátrica e Preventiva do A B Shetty Memorial Institute of Dental Sciences. A sua disponibilidade para partilhar vastos conhecimentos e experiência clínica foi uma verdadeira dádiva que moldou a minha compreensão e abordagem a este campo da dentisteria pediátrica. Não posso agradecer-lhe o suficiente pelo seu encorajamento inabalável e orientação inestimável ao longo desta jornada. A sua supervisão constante tem sido crucial para aperfeiçoar o meu trabalho, enquanto o seu apoio incessante e sugestões atenciosas me inspiraram a ultrapassar os meus limites. Sem a sua dedicação e empenho, a conclusão desta dissertação teria parecido um desafio intransponível. Obrigado, Senhor, pelo incrível apoio que me tem dado durante o meu curso de pós-graduação e por ter sido uma parte fundamental do meu percurso académico.

Gostaria de expressar a minha mais profunda gratidão ao meu respeitado Chefe de Departamento, **Prof. (Dr.) Manju R.** HOD, Departamento de Medicina Dentária Pediátrica e Preventiva, AB Shetty Memorial Institute of Dental Sciences, pela orientação, sabedoria e encorajamento que me ajudou a moldar e a concluir esta dissertação. O seu apoio inabalável e os seus conselhos perspicazes foram inestimáveis, ajudando-me a ultrapassar obstáculos e impulsionando-me a alcançar novos patamares. A sua orientação não só enriqueceu as minhas actividades académicas, como também me incutiu um sentido de curiosidade, resiliência e um compromisso de aprendizagem para toda a vida. A oportunidade de aprender sob a sua orientação foi verdadeiramente um privilégio e estou profundamente grato pela sua bondade, paciência e crença no meu potencial. Estou profundamente grato pelo apoio inabalável que me deram ao longo do meu percurso de pós-graduação e na realização desta dissertação. A sua orientação teve um impacto duradouro na minha vida profissional e pessoal, e estou-lhe eternamente grato pela sua bondade e orientação, Senhora.

Agradeço ao **Prof. (Dr.) U S Krishna Nayak**, Diretor e Reitor do A B Shetty Memorial Institute of Dental Sciences por me ter encorajado a dedicar-me à investigação e por me ter apoiado em todas as actividades. Obrigado por promoverem um ambiente de excelência e de encorajamento, e por fornecerem os recursos e as oportunidades que me permitiram perseguir os meus objectivos com confiança.

Estou profundamente grata aos maravilhosos professores, com grande prazer expresso a minha sincera gratidão aos meus queridos professores **Prof. (Dr.) Amitha M Hegde, Prof. (Dr.) Kavita Rai, Prof. (Dr.) Vabitha Shetty, Prof. (Dr.) Amarshree A. Shetty, Prof. (Dr.) Srikala Bhandary, Dr.ª Meghna Bhandary, Dr.ª Prajna Nayak, Dr.ª Krithika Shetty e Dr. Ananthu H** pela sua inspiração, encorajamento e conselhos oportunos ao longo de todo o processo. Cada um de vós foi mais do que um simples educador; foram uma luz orientadora, partilhando não só os vossos conhecimentos, mas também a vossa paixão e dedicação, que tiveram um impacto profundo no meu percurso. Os vossos conselhos atenciosos e o vosso apoio sincero tornaram possível esta realização, e sinto-me verdadeiramente abençoada por ter aprendido com cada um de vós. Este trabalho reflecte a sabedoria, o encorajamento e a generosidade que derramaram no meu crescimento, e levo-o adiante com a maior gratidão.

Para os meus queridos pais, motivadores, a minha mãe, **Sra. B Subbulakshmi**, e o meu pai, Sr. **A Padagalingam**, as palavras não podem começar a captar a profundidade do meu apreço e amor por vós. Os vossos sacrifícios intermináveis, o vosso amor incondicional e a vossa crença nos meus sonhos deram-me a coragem para perseguir este objetivo. Apesar de estarmos separados pela distância, sempre encontraste formas de estar presente na minha vida, lembrando-me todos os dias que nunca estou sozinho. O teu encorajamento, mesmo à distância, tem sido a minha maior motivação. Quer seja através de telefonemas sinceros, mensagens atenciosas ou simplesmente o som das vossas vozes a encorajar-me, encheram os meus dias de força e de objectivos. Sou profundamente abençoada por ter pais como vocês, que me fazem sentir como se estivessem mesmo ao meu lado em cada passo do caminho. Esta conquista é tanto vossa como minha, um reflexo do vosso amor e apoio incansável. Estou eternamente grata pela vossa presença na minha vida e por serem a razão de cada sucesso que alcanço.

Gostaria de agradecer à minha irmã mais nova, **P. Sivaneeka**, a minha ajudante e a minha melhor distração, cujo amor, riso e energia sem limites têm sido uma fonte constante de alegria e encorajamento. Podes ser mais nova, mas o teu apoio significou o mundo para mim e, sinceramente, acho que não teria conseguido fazer isto sem ti. A tua crença inocente nos meus sonhos, a tua curiosidade interminável sobre o meu trabalho e o teu espírito brincalhão têm sido os lembretes perfeitos do que realmente importa, trazendo luz até aos dias mais difíceis.

Gostaria de estender a minha sincera gratidão aos meus amigos mais próximos, **Gajalakshmi, Shivanee Prabha, Nadha, Maria, Keerthi, Shruthi, Sandhia, Angelin, Sushma, Rianne, Keerthana**, cujo apoio e encorajamento constantes têm sido inestimáveis ao longo desta jornada. A vossa confiança nas minhas capacidades, a vossa disponibilidade para ouvir e as vossas palavras de motivação deram-me força e perspetiva. Tenho muita sorte em ter amigos como vocês, que fazem com que até os dias mais difíceis sejam fáceis de gerir e que cada vitória seja muito mais doce. Esta conquista não seria a mesma sem cada um de vós ao meu lado. Obrigada por serem os meus maiores líderes de claque, a minha família e a minha maior fonte de força.

Estou grato aos meus colegas de grupo, **Dr. Aishani, Dr. Isha, Dr. Nishi, Dr. Pratyasha e Dr. Sai Srinivas**, pelo apoio constante.

Gostaria também de agradecer aos meus superiores diretos, **Dr. Viraj, Dr. Kripa, Dr. Siddhesh, Dr.ª Liza, Dr. Sagun e Dr.ª Naina**, pela sua ajuda, que foi de facto indispensável. A vossa disponibilidade para ajudar, quer através de conselhos, quer simplesmente como ouvintes, teve um impacto significativo no meu crescimento e confiança. Estou verdadeiramente grato pelo vosso apoio e por terem dado um exemplo tão inspirador a seguir.

Agradeço igualmente a ajuda e a motivação dos meus super-séniores, **Dr.ª Ananya**, **Dr.ª Dhvani, Dr.ª Krishna Priya, Dr.ª Mohanaram, Dr.ª Shreya e Dr.ª Swagata**, e dos meus juniores, **Dr.ª Nivetha, Dr.ª Ambika, Dr.ª Dhrisha, Dr.ª Sayan, Dr.ª Sadhvi e Dr.ª Mausam**, pelo seu apoio.

Por último, estendo os meus sinceros agradecimentos a todas as pessoas que me apoiaram ao longo desta jornada, que me deram o seu encorajamento. Cada palavra de bondade, cada gesto de apoio, deixou uma marca no meu coração, e eu carrego esse amor comigo enquanto sigo em frente. Esta dissertação não é apenas uma realização pessoal, mas um tributo às pessoas que acreditaram em mim.

Obrigada a todos pelo vosso amor, pela vossa fé e por serem as estrelas-guia deste caminho. Que este trabalho reflicta a gratidão que tenho por cada um de vós, por tudo o que me deram.

**Local: Mangalore**

**Dr. Nanthini P**

# Índice

# INTRODUÇÃO

O PRF é um aditivo cirúrgico bioativo derivado do sangue total do doente através de centrifugação. É conhecido como um concentrado de plaquetas de segunda geração, introduzido pela primeira vez por Choukroun et al.(1) O PRF é um biomaterial autólogo caracterizado por uma elevada concentração de plaquetas intactas, não activadas e totalmente funcionais, incorporadas numa matriz de fibrina densa. Esta rede de fibrina permite a libertação regulada e alargada de vários factores de crescimento durante um período prolongado, normalmente de vários dias. Estes factores de crescimento desempenham um papel fundamental na melhoria da cicatrização, regeneração e reparação dos tecidos, tornando o PRF um complemento valioso nas terapias regenerativas.(2) O potencial regenerativo das plaquetas foi reconhecido pela primeira vez na década de 1970.(3)

Contém uma variedade de factores de crescimento que desempenham papéis fundamentais na promoção da regeneração dos tecidos, incluindo a estimulação da produção de colagénio, o aumento da mitose celular, a facilitação da formação de novos vasos sanguíneos, o recrutamento de células adicionais para o local da lesão e a indução da diferenciação celular. Estes mecanismos, entre outros, contribuem para a sua eficácia no apoio aos processos de cicatrização e reparação de tecidos. (4) Os factores de crescimento incluem os factores de crescimento derivados das plaquetas (PDGF), os factores de crescimento transformador (TGF), o fator de crescimento endotelial vascular (VEGF) e o fator de crescimento semelhante à insulina (IGF). (5) Os factores de crescimento são libertados gradualmente ao longo do processo de cicatrização. O PRF é comummente utilizado em medicina dentária devido às suas notáveis propriedades cicatrizantes.(6,7)

O desenvolvimento de aditivos bioactivos, para controlar a inflamação e acelerar o processo de cicatrização, representa um desafio na investigação. Estas inovações têm o potencial de melhorar significativamente os resultados dos doentes e os tempos de recuperação.(8) Embora a utilização de fibrina rica em plaquetas (FRP) esteja amplamente documentada em várias áreas médicas, a sua aplicação em odontopediatria ainda não foi completamente explorada. Esta lacuna na investigação é atribuída principalmente a certas limitações associadas à sua utilização, bem como ao facto de ser derivada de produtos sanguíneos.

Em odontopediatria, o PRF pode ser utilizado em vários procedimentos, incluindo capeamento pulpar, pulpotomia, apexogénese e cicatrização de alvéolos de extração. Além disso, a investigação sobre materiais bioactivos que utilizam os factores de crescimento endógenos do hospedeiro marca uma grande mudança, passando dos métodos conservadores tradicionais para soluções regenerativas mais fiáveis em medicina dentária. Esta mudança poderá melhorar significativamente os resultados do tratamento e promover uma cicatrização mais eficaz em doentes pediátricos.(2)

## EVOLUÇÃO CRONOLÓGICA DOS CONCENTRADOS DE PLAQUETAS

| S no | Name | Proposed by | Technique | Drawbacks |
|---|---|---|---|---|
| 1 | Platelet concentrates | 1970's | Donor plasma which was then mixed with thrombin and calcium which led to polymerization of fibrinogen | Poor stability or risk of disease transmission in case of commercially available products |
| 2 | Autologous fibrin glue | Tayapongsak 1994 | Pre-operative (one to three week before procedure) collection of blood followed by around 30 minutes (ammonium sulphate precipitation technique) to 48 hours (cryopecipitate technique) of handling. | Technique was long and complex<br>The amount of concentrate obtained was quite less as compared to the amount of blood collected (2ml from 75ml blood in ammonium sulfate concentrate technique and 10-15ml concentrate from 250ml of blood). |
| 3 | Platelet rich plasma | Whitman 1997 | Double centrifugation of autologous blood with anticoagulant. It consisted of a soft spin followed by which the blood would separate into red corpuscular base, buffy coat and the platelet poor plasma. The last two components were aspirated and re centrifuged at a hard spin after which PRP was collected in the bottom of the tube. | Bovine thrombin which could give rise to life threatening coagulopathies in rare cases |
| 4 | Plasma rich in growth factors | Anitua & co-workers 1999 | Autologous blood with anticoagulant was centrifuged at 460G for 8 mins and this resulted in collection of plasma rich in growth factors (PRGF) at the bottom of the tube. This PRGF was then taken from the bottom of the tube and cacl2 was added (0.05ml/ ml of PRGF). This led to coagulation in around 10 minutes and a gelatinous PRGF was obtained. | Led to incomplete activation of platelets and low levels of growth factors release. |

## PLAQUETAS E FIBRINA

As 2nd células mais prevalentes no sangue são as plaquetas.(9). As plaquetas são fragmentos citoplasmáticos sem núcleo e são produzidas pelos megacariócitos. (10) O seu tempo de vida varia entre sete e dez dias. Estas plaquetas não activadas têm uma forma biconvexa e discoide semelhante a uma lente, medindo aproximadamente 2,0-4,0 µm de diâmetro e 0,5 µm de espessura, com um volume médio de 711 fL. (9).

As plaquetas são constituídas por uma zona periférica com uma membrana fosfolipídica, uma rede de microtúbulos e um sistema canalicular bem desenvolvido que permite a comunicação entre a superfície das plaquetas e o citoplasma. No citoplasma, podem distinguir-se vários organelos, incluindo grânulos de glicogénio, mitocôndrias, lisossomas e peroxissomas, bem como diferentes tipos de inclusões, como os grânulos alfa e densos. Estes grânulos contêm uma grande variedade de proteínas, incluindo proteínas específicas e não específicas das plaquetas, como o fibrinogénio, a fibronectina, a trombospondina e muitos factores de crescimento. Além disso, os grânulos densos são especialmente significativos devido aos seus elevados níveis de cálcio, fósforo inorgânico, difosfato de adenosina (ADP), trifosfato de adenosina (ATP) e serotonina, todos eles essenciais para vários processos fisiológicos envolvidos na hemostase e na reparação dos tecidos.(5) No entanto, os elementos primários das plaquetas cruciais para promover a cicatrização e a reparação são os leucócitos e os factores de crescimento. Estes polipéptidos são vitais para processos que incluem a diferenciação, a proliferação, a migração e o metabolismo celular. Os factores de crescimento não só estimulam e atraem as células estaminais para o local da lesão, como também aumentam a mitose celular e encorajam a angiogénese e a osteogénese. (11). Após a ativação das plaquetas encapsuladas na matriz de fibrina, foi demonstrado que estes factores de crescimento estimulam uma resposta mitogénica nas células periosteais, facilitando o processo de cicatrização óssea.(12) As citocinas são também libertadas pelas plaquetas e desempenham um papel fundamental na regulação da ativação plaquetária, bem como na proliferação e diferenciação dos leucócitos. São importantes na imunologia, especialmente nos processos envolvidos na inflamação. (11).

Além disso, a fibrina funciona como uma molécula de ligação que promove várias interações celulares e fornece uma matriz provisória onde as células podem proliferar, organizar-se e desempenhar as suas funções, especialmente em locais de lesão ou inflamação. (13) A fibrina suporta a migração de fibroblastos e células endoteliais, que são essenciais para a angiogénese e desempenham um papel vital na cicatrização de novos tecidos. (14) A rede de fibrina é formada através da conversão do fibrinogénio solúvel - uma grande glicoproteína - em fibrina insolúvel, facilitada pela trombina e pelo fator XIIIa.(15)

Este processo pode ser dividido em três fases:

1. a proteólise do fibrinogénio pela trombina;
2. a polimerização de monómeros de fibrina; e
3. a estabilização da fibrina através da ação do fator XIIIa (16).

A fibrina pode sofrer várias alterações estruturais com base em diferentes condições fisiológicas, incluindo os níveis de iões de cálcio e fibrinogénio, bem como a qualidade do próprio fibrinogénio. Além disso, a estrutura da fibrina pode ser afetada em doentes com determinadas comorbilidades, como a diabetes e a síndrome nefrótica, entre outras.(4)

## ESTRUTURA DAS PLAQUETAS

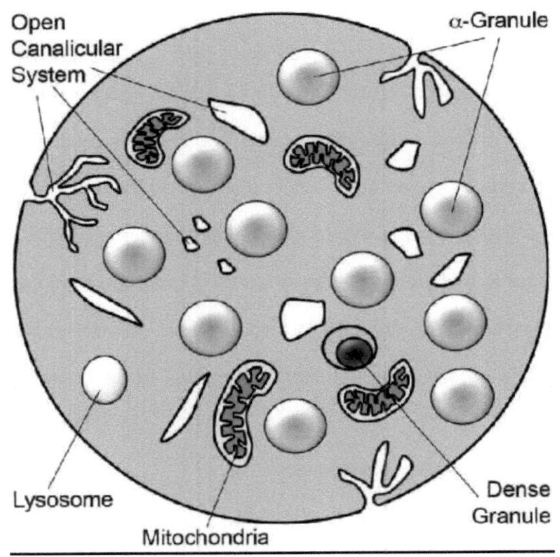


## ESTRUTURA DA FIBRINA E DO FIBRINOGÉNIO

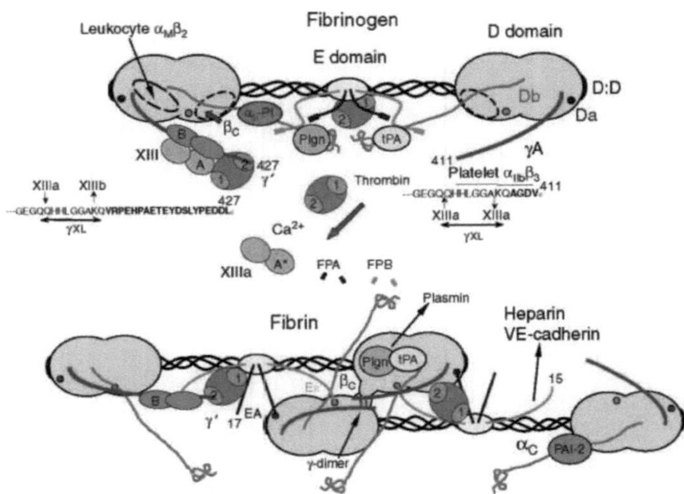

## FIBRINA RICA EM PLAQUETAS

O PRF é uma matriz de fibrina autóloga rica em leucócitos e plaquetas(8,11) caracterizada por uma estrutura tetra molecular que inclui citocinas, plaquetas e células estaminais (5,17). A matriz actua como um suporte biodegradável (18) que facilita o desenvolvimento microvascular e orienta a migração celular para a sua superfície epitelial. (17,19). Além disso, actua como um veículo para o transporte de células que estão envolvidas na regeneração de tecidos (20), que aparece e proporciona uma libertação sustentada de factores de crescimento (21) durante 1 a 4 semanas, melhorando significativamente o ambiente de cicatrização de feridas durante este período (22). Apresenta uma estrutura complexa de uma matriz de fibrina resiliente que demonstra propriedades mecânicas benéficas e é gradualmente remodelada, semelhante a um coágulo sanguíneo (22).

Alguns estudos (23) (24) demonstraram que o PRF é um biomaterial cicatrizante com considerável potencial para regenerar osso e tecidos moles, não apresentando reacções inflamatórias. Pode ser utilizado isoladamente ou em conjunto com enxertos ósseos, promovendo a hemostasia, o crescimento e a maturação óssea. Esta matriz autóloga também demonstrou um potencial significativo em estudos in vitro para melhorar a fixação celular(22) e para estimular a proliferação e diferenciação de osteoblastos. (25). Dohan et al. referiram que a fibrina rica em plaquetas tem propriedades antibacterianas e imunológicas, que desencadeiam a desgranulação dos leucócitos e propriedades anti-inflamatórias. (19) (26)

A principal diferença entre o coágulo de sangue e o PRF é que o PRF é mais homogéneo, estável e mais fácil de manipular e posicionar durante os procedimentos locais designados(27).

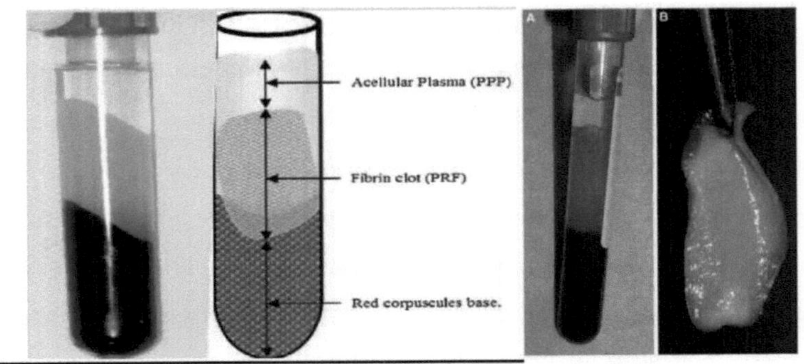

Acellular Plasma (PPP)
Fibrin clot (PRF)
Red corpuscules base.
A
B


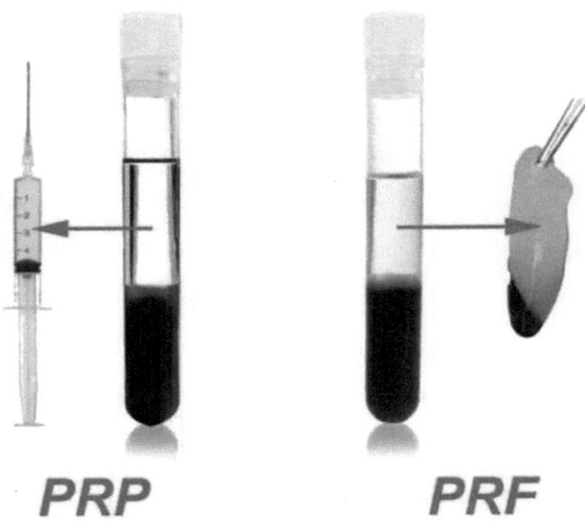

PRP
PRF

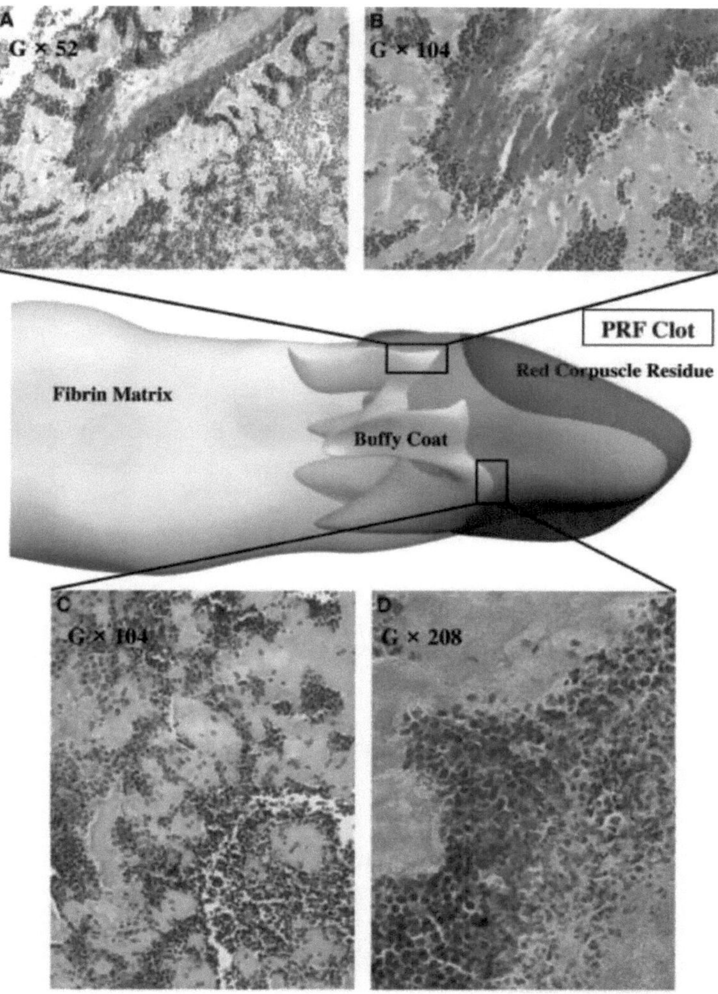


Análise à microscopia ótica dos coágulos de PRF. A e B) As colorações de hemalaun e eosina não foram suficientes para distinguir corretamente os vários corpos celulares presos na matriz de fibrina C e D) Utilizando a coloração de tricrómio de Masson, foi possível separar mais facilmente os agregados plaquetários e os leucócitos (azul escuro) das hemácias (vermelho). As ampliações (G) estão indicadas em cada painel.

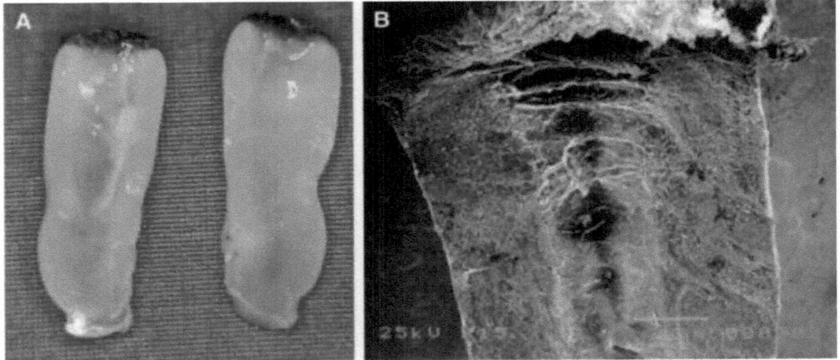


A Preparação do ponto PRE para análise SEM. B) As primeiras imagens de baixa ampliação (x15)) demonstram o encolhimento do coágulo de fibrina devido à fixação e a concavidade do artefacto no centro do ponto PRF (depois de seccionado em duas partes ao longo do seu eixo maior).

# CONSTITUINTES DA PRF

**CONSTITUINTES DO PRF** (4,14)

| Cells | Functions |
|---|---|
| Interleukin 1 | Key moderator of inflammation control and stimulates T-helper lymphocytes |
| Interleukin 6 | Activates B lymphocytes, stimulates secretion of antibodies |
| Interleukin 4 | Aids in multiplication and differentiation of activated B lymphocytes. Aids healing by controlling inflammation |
| Tumor necrosis factor-α | Activates monocytes, stimulates remodeling capacities of fibroblasts |
| Cytokine vascular endothelial growth factor | Promotes angiogenesis |
| Platelet-derived growth factors | Maintains migration, multiplication and endurance of mesenchymal cell lineages |
| Insulin-like growth factor | Cell proliferation arbitrator in apoptosis, employs chemotactic results against human osteoblasts |
| Transforming growth factor β1 | Triggers multiplication of fibroblasts and periodontal ligament cells, amplifies collagen manufacture |
| Vascular endothelial growth factor | Supports the cohesion of the endothelial cell lining of the blood vessel and stimulates neoangiogenesis throughout the wound healing |
| Fibroblast growth factor | Controls ectodermal origin cells and demonstrates chemotactic and mitogenic efforts on periodontal ligament fibroblast cells |

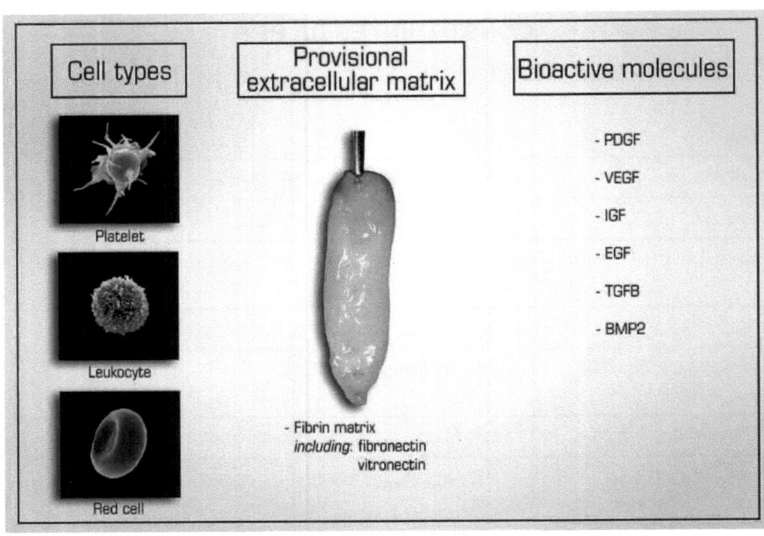
Cell types
Provisional extracellular matrix
Bioactive molecules
Platelet
Leukocyte
Red cell
- Fibrin matrix
*including*: fibronectin
vitronectin
- PDGF
- VEGF
- IGF
- EGF
- TGFB
- BMP2

# PROTOCOLO DE PREPARAÇÃO DO PRF

## Protocolo de preparação do PRF

O PRF foi originalmente desenvolvido em França por Choukroun et al. (1). Este método não necessita de anticoagulantes, trombina bovina ou qualquer outro agente gelificante. Consiste na centrifugação do sangue sem quaisquer aditivos, o que permite contornar as restrições legais em França relativas à reimplantação de produtos derivados do sangue.

O procedimento do PRF é simples: Uma amostra de sangue é colhida sem a utilização de anticoagulantes em tubos de 10 ml, que são imediatamente centrifugados a 3000 rpm (aproximadamente 400 g com base nos nossos cálculos) durante 10 minutos.

O produto final é composto por três camadas distintas(8).

- A camada superior é composta por plasma celular.
- A camada intermédia contém o coágulo PRF.
- A camada inferior é constituída por uma base de corpúsculos vermelhos.

Em seguida, o coágulo de PRF deve ser colocado num copo esterilizado durante dez minutos para facilitar a libertação do soro que contém. (8) (28) Foi referido que o coágulo pode ser transformado numa membrana, comprimindo-o entre duas gazes esterilizadas ou utilizando um instrumento especializado. A ausência de anticoagulantes leva à ativação da maior parte das plaquetas da amostra de sangue em poucos minutos, quando estas entram em contacto com as paredes do tubo, desencadeando a libertação das cascatas de coagulação. Inicialmente, o fibrinogénio concentra-se na parte superior do tubo antes de a trombina circulante o converter em fibrina. Forma-se um coágulo de fibrina no meio do tubo, posicionado entre os corpúsculos vermelhos na parte inferior e o plasma acelular na parte superior, com as plaquetas em grande parte presas dentro da malha de fibrina. Em seguida, a fibrina rica em plaquetas é cuidadosamente retirada do tubo com uma pinça e removida das outras camadas com uma tesoura cirúrgica. Em seguida, é comprimida entre compressas de gaze para criar uma película, que pode ser aplicada no local da cirurgia. (2)

Os coágulos podem ser comprimidos manualmente ou moldados em membranas utilizando uma caixa PRF. Também podem ser cortados em pequenos pedaços e combinados com enxertos ósseos.(29)

Uma vez que o PRF é inteiramente autólogo e não contém aditivos externos, o seu processo de formação é inteiramente fisiológico. A polimerização ocorre lenta, natural e progressivamente na presença de trombina fisiológica. Isto difere de outros concentrados de plaquetas, especialmente os concentrados de primeira geração, onde a polimerização da fibrina ocorre rapidamente na presença de trombina exógena e não fisiológica. A natureza fisiológica da polimerização do PRF confere-lhe várias propriedades únicas. (5) (19)

A eficácia desta técnica depende inteiramente da rapidez da recolha de sangue e da sua transferência para a centrifugadora. Sem anticoagulantes, as amostras de sangue começam a coagular quase imediatamente após o contacto com o tubo de vidro, sendo necessário um mínimo de alguns minutos de centrifugação para concentrar o fibrinogénio nas secções média e superior do tubo.(8) O contacto com uma superfície de sílica é essencial para ativar o processo de polimerização do coágulo. Por conseguinte, o PRF só pode ser obtido utilizando tubos de vidro secos ou tubos de plástico revestidos a vidro. Para além disso, as partículas de sílica não apresentam qualquer risco de citotoxicidade, ao contrário da trombina bovina utilizada na preparação do PRP. (30)

O manuseamento rápido é essencial para obter um coágulo de PRF clinicamente utilizável. Se o tempo necessário para colher o sangue e iniciar a centrifugação for excessivamente longo, o resultado será um fracasso: a fibrina polimerizar-se-á difusamente no interior do tubo, produzindo apenas um coágulo sanguíneo pequeno e inconsistente.(8)

Assim, para uma preparação bem sucedida do PRF, é crucial recolher o sangue rapidamente e iniciar a centrifugação de imediato para evitar o início da cascata de coagulação. (31) O manuseamento imediato é essencial para obter um coágulo de PRF clinicamente utilizável(8).

O princípio fundamental por detrás deste processo é permitir que o sangue coagule de uma forma que imite o seu comportamento fisiológico natural. Em condições normais, o sangue coagula-se naturalmente e forma um coágulo sanguíneo. No entanto, no protocolo PRF, o sangue recolhido é sujeito a centrifugação a uma velocidade de aproximadamente 2700-3000 rpm durante 12 minutos, exercendo uma força de cerca de 400g, imediatamente após a recolha.(5,8)

Na centrifugadora, ocorrem simultaneamente dois processos: a coagulação do sangue e a separação dos componentes sanguíneos devido à força centrífuga. Durante a centrifugação, várias forças actuam sobre o sangue. A força centrífuga puxa o sangue para o fundo do tubo, enquanto as forças de fricção e de flutuação actuam contra ele. Ao expor o sangue a altas velocidades durante um período específico, é gerada uma quantidade significativa de força centrífuga, que ultrapassa as forças de flutuação e de fricção. Isto cria uma força centrífuga líquida que actua longe do centro de rotação, dirigindo os componentes para o fundo do tubo. A força de centrifugação está diretamente relacionada com a massa de cada partícula. Como resultado, os glóbulos vermelhos, que têm uma massa relativamente maior, depositam-se no fundo do tubo, enquanto os glóbulos brancos, as plaquetas, o plasma e os factores de coagulação, que têm uma massa menor, são empurrados para cima.(29)

Enquanto esta separação ocorre, a coagulação do sangue também ocorre simultaneamente, devido à ausência de um anticoagulante. No momento em que se realizam as últimas fases da via de coagulação - especificamente, a conversão da protrombina em trombina e do fibrinogénio em fibrina - todos os factores essenciais para a coagulação estão presentes no plasma, que se encontra agora no topo do tubo, perto das plaquetas, devido à centrifugação. Este processo ocorre durante a parte inicial do ciclo de centrifugação (aproximadamente 2-3 minutos).

Se a centrifugação for interrompida nesta fase, os vários componentes podem voltar a misturar-se, uma vez que o processo de coagulação não estaria completo. Uma vez concluída a separação, os restantes 6-8 minutos do ciclo de centrifugação são vitais para preservar esta separação e permitir a continuação do processo de coagulação. Consequentemente, os glóbulos vermelhos, que não desempenham um papel significativo na cicatrização de feridas, são efetivamente excluídos do coágulo sanguíneo devido à força centrífuga. O coágulo resultante é constituído principalmente por plaquetas e fibrina. A duração normal do processo de coagulação é de cerca de 8 minutos, razão pela qual todos os protocolos de produção de concentrados de PRF aderem normalmente a um período de tempo semelhante.(29)

As diferentes velocidades de centrifugação permitem o isolamento de uma matriz de fibrina que é significativamente maior, mais densa e mais abundante em factores de crescimento do que os encontrados em produtos de concentrado de plaquetas de gerações anteriores. (32)

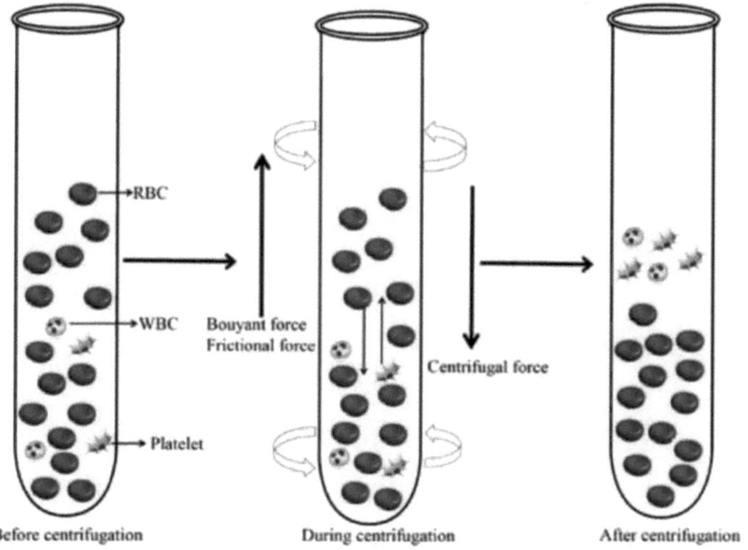


Formação do PRF. Antes da centrifugação, todas as células são misturadas. Durante a centrifugação, a força centrífuga é dirigida para o fundo do tubo e as forças de flutuação e de fricção opõem-se-lhe. Existe uma força centrífuga líquida que depende da massa das partículas. Assim, os glóbulos vermelhos, que têm uma massa mais elevada, são puxados para o fundo do tubo e os leucócitos e as plaquetas, juntamente com o plasma, que têm uma massa comparativamente mais baixa, atingem o topo do tubo. Isto acaba por excluir as hemácias da coagulação e o coágulo assim formado é o PRF.

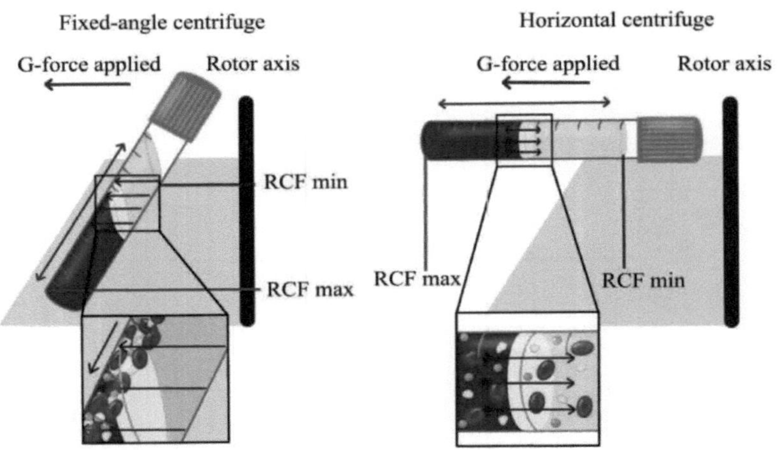


Os protocolos para a preparação do PRF

| PRF | Described by (year) | RPM | Time (minutes) | Tube |
|---|---|---|---|---|
| Leukocyte and Platelet rich fibrin (L-PRF)[3] | Choukroun 2004 | 2700 | 12 | Glass coated tube |
| Advanced platelet rich fibrin (A-PRF)[4] | Ghanaati 2014 | 1300 | 14 | Patented |
| Advanced platelet rich fibrin + (A-PRF+)[6] | Fujioka-Kobayashi, Miron 2016 | 1300 | 8 | Same as A-PRF |
| Injectable platelet rich fibrin (I-PRF)[7] | Mourão 2015 | 700 | 3 | Non coated |

**PRF collection test tubes**

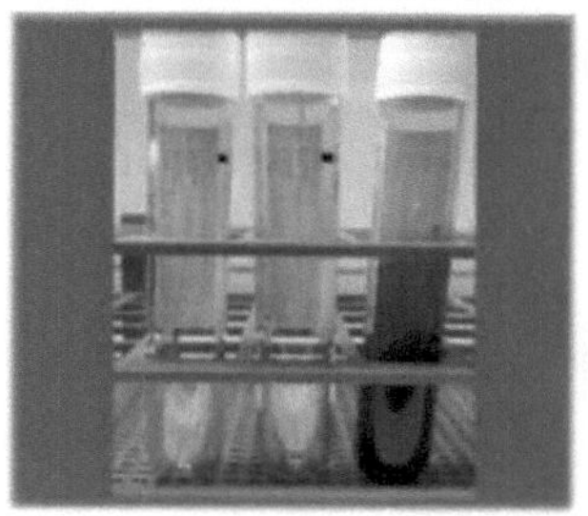

**winsgates and needles for blood collection**

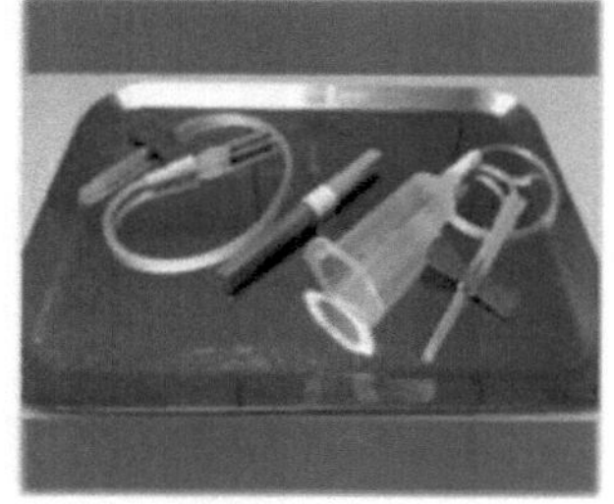

**PRF extracted from the test tubes**

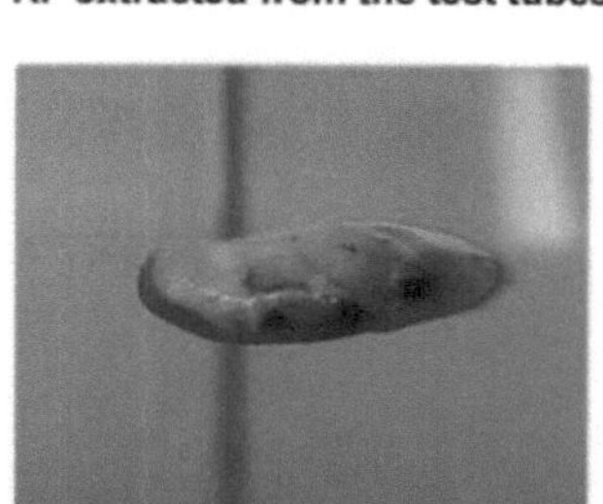

**PRF collection test tube after blood clotting and centrifugation**

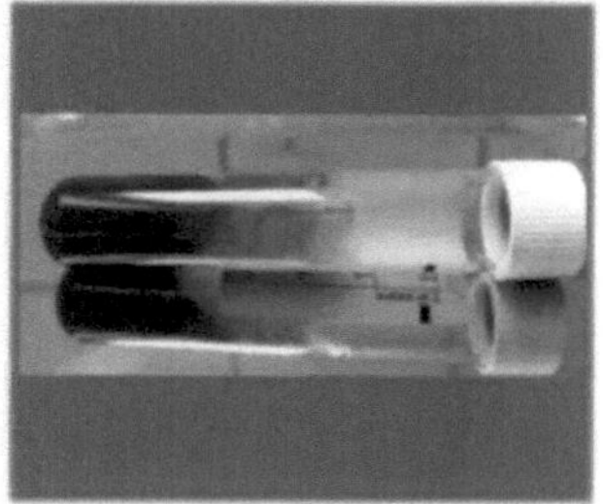

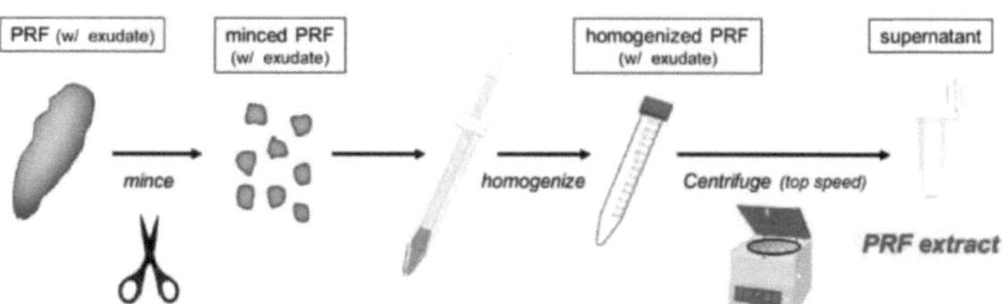

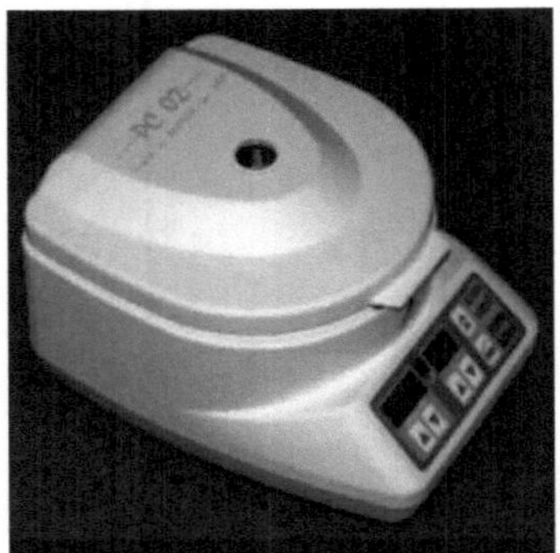
Centrifugadora específica PRF

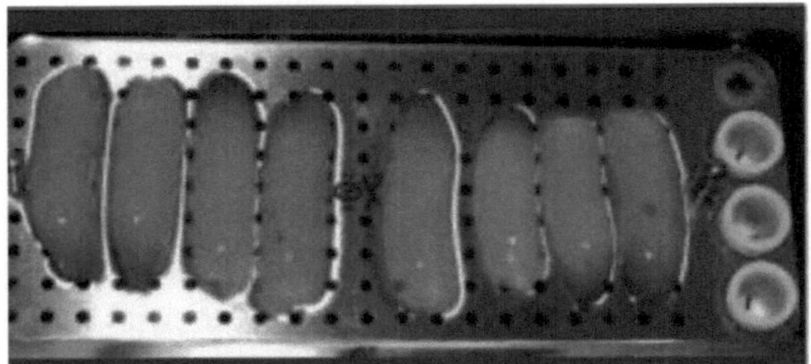
Utilizando a caixa PRF, os coágulos PRF são recolhidos e normalizados

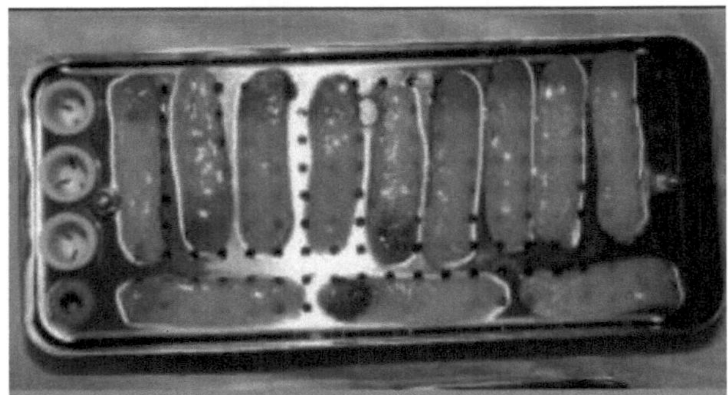
Após a compressão na caixa PRF, obtêm-se membranas PRF uniformes

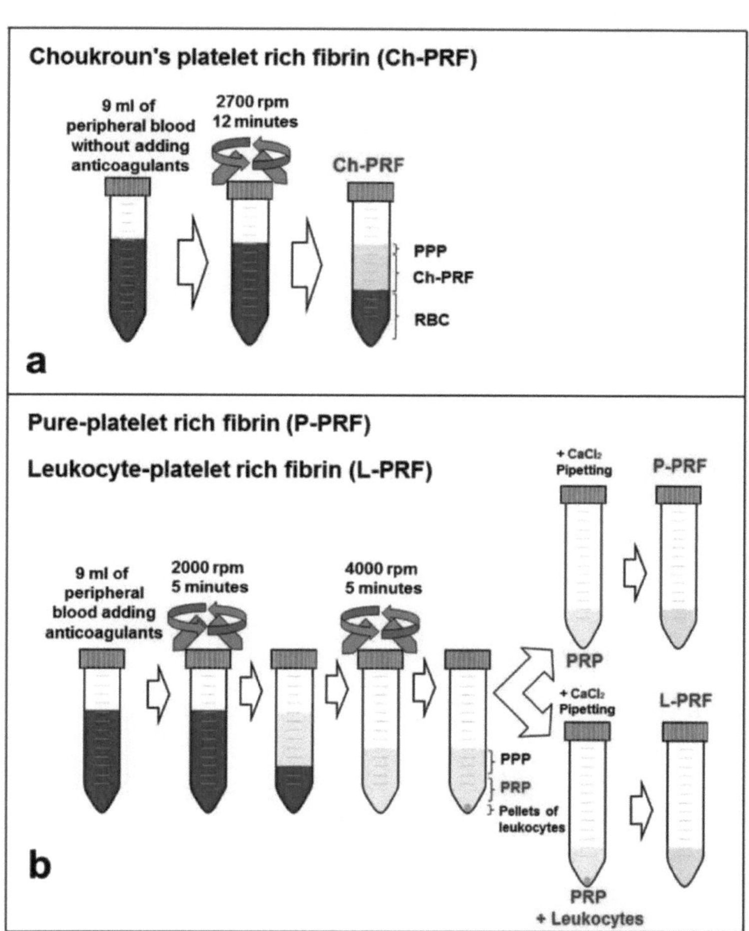
Choukroun's platelet rich fibrin (Ch-PRF)
9 ml of peripheral blood without adding anticoagulants
2700 rpm 12 minutes
Ch-PRF
PPP
Ch-PRF
RBC
a
Pure-platelet rich fibrin (P-PRF)
Leukocyte-platelet rich fibrin (L-PRF)
9 ml of peripheral blood adding anticoagulants
2000 rpm 5 minutes
4000 rpm 5 minutes
PPP
PRP
Pellets of leukocytes
+ CaCl2 Pipetting
P-PRF
PRP
+ CaCl2 Pipetting
L-PRF
PRP
+ Leukocytes
b

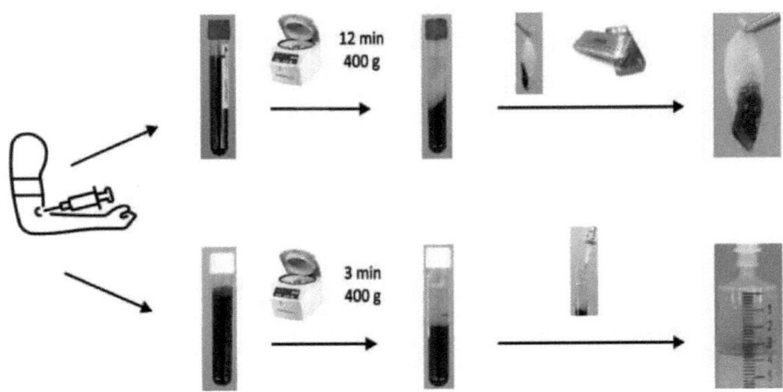
12 min
400 g
3 min
400 g

L-PRF

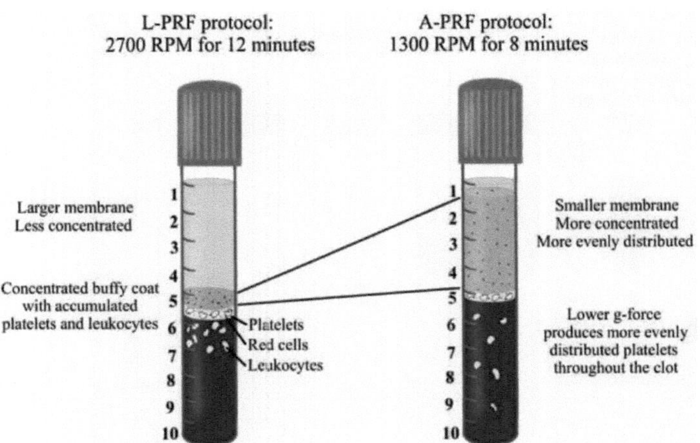
L-PRF protocol:
2700 RPM for 12 minutes
A-PRF protocol:
1300 RPM for 8 minutes
Larger membrane
Less concentrated
Concentrated buffy coat
with accumulated
platelets and leukocytes
Platelets
Red cells
Leukocytes
Smaller membrane
More concentrated
More evenly distributed
Lower g-force
produces more evenly
distributed platelets
throughout the clot

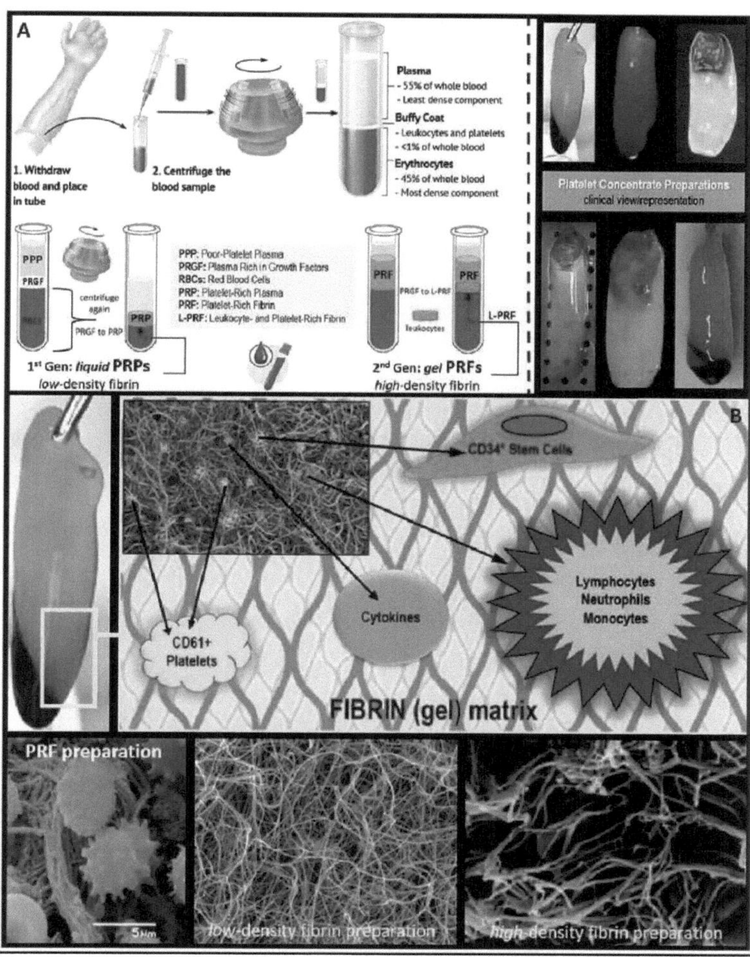
A
1. Withdraw blood and place in tube
2. Centrifuge the blood sample
Plasma
- 55% of whole blood
- Least dense component
Buffy Coat
- Leukocytes and platelets
- <1% of whole blood
Erythrocytes
- 45% of whole blood
- Most dense component
PPP
PRGF
centrifuge again
PRGF to PRP
PRP
1st Gen: liquid PRPs
low-density fibrin
PPP: Poor-Platelet Plasma
PRGF: Plasma Rich in Growth Factors
RBCs: Red Blood Cells
PRP: Platelet-Rich Plasma
PRF: Platelet-Rich Fibrin
L-PRF: Leukocyte- and Platelet-Rich Fibrin
PRF
PRGF to L-PRF
leukocytes
L-PRF
2nd Gen: gel PRFs
high-density fibrin
Platelet Concentrate Preparations
clinical view/representation
B
CD34+ Stem Cells
Lymphocytes
Neutrophils
Monocytes
Cytokines
CD61+
Platelets
FIBRIN (gel) matrix
PRF preparation
5 μm
low-density fibrin preparation
high-density fibrin preparation

# MODIFICAÇÕES DA TÉCNICA PRF

## MODIFICAÇÕES DA TÉCNICA PRF:

Nos últimos anos, foram propostas no protocolo duas modificações significativas à técnica PRF. Estas variações dizem respeito a alterações no número de rotações, na duração da centrifugação ou no desenho e material dos tubos utilizados. Tanto o protocolo de leucócitos e PRF (L-PRF) como o de PRF avançado (A-PRF) resultam na formação de coágulos de plaquetas.(29)

## PRF AVANÇADO

Os leucócitos e os PRF (L-PRF) são obtidos por centrifugação de tubos estéreis de plástico à base de vidro a uma velocidade de 2700 rpm durante 12 minutos. (34) Para produzir A-PRF, os tubos estéreis de vidro liso sob vácuo (tubos A-PRF10) são centrifugados a uma velocidade mais lenta de 1500 rpm durante um período mais longo de 14 minutos. Os autores propõem que este método promove um melhor aprisionamento dos linfócitos B e T e permite uma distribuição mais homogénea das plaquetas e dos neutrófilos. Também observam um número significativamente mais elevado de células viáveis, incluindo plaquetas, no A-PRF, juntamente com uma melhor implantação de monócitos, macrófagos e linfócitos residentes.(33) Clinicamente, isto poderia proporcionar benefícios substanciais, levando a uma maior libertação de factores de crescimento e citocinas, o que pode melhorar a cicatrização e a regeneração dos tecidos. No entanto, alguns estudos registaram resultados contraditórios. Pinto e colegas realizaram uma investigação que indicou que o protocolo A-PRF produziu um coágulo mais leve, mais curto e mais estreito, exibindo uma polimerização mais leve e um maior número de componentes celulares esmagados. Além disso, quando as concentrações dos principais factores de crescimento - tais como o Fator de Crescimento Transformador (TGF), o Fator de Crescimento Derivado das Plaquetas (PDGF-bAB) e o Fator de Crescimento Endotelial Vascular (VEGF) - libertados pelo A-

PRF foram comparadas com as do L-PRF, os resultados revelaram que o nível do fator de crescimento no A-PRF era inferior a metade do observado no L-PRF. Estes resultados sugerem que, embora o A-PRF possa oferecer certos benefícios, a sua eficácia em termos de libertação de factores de crescimento pode não ser tão pronunciada como se pensava anteriormente. (34). Noutro estudo, observou-se que o A-PRF libertava quantidades totais de factores de crescimento significativamente mais elevadas do que o PRF tradicional. (35) Atualmente, existe um conjunto limitado de literatura que compara os dois protocolos, L-PRF e A-PRF. Consequentemente, é necessária mais investigação para avaliar e compreender exaustivamente os benefícios e as limitações de cada abordagem. Estudos adicionais ajudarão a clarificar a respectiva eficácia e aplicações na prática clínica, orientando, em última análise, os profissionais na seleção do protocolo mais adequado às suas necessidades específicas.(29)

**PRF AVANÇADO +**

Em 2016, Fujio-Kobayashi e colegas propuseram outra modificação à técnica A-PRF, que envolve a redução da velocidade de centrifugação para 1300 rpm durante 8 minutos. Referiram-se a este ajustamento como Adanced-PRF+. Os autores defendem que um tempo de centrifugação mais curto minimizará as forças exercidas sobre as células sanguíneas, resultando num maior número de células retidas na matriz PRF.

Ao comparar a libertação de factores de crescimento, a biocompatibilidade e a atividade celular da Fibrina Rica em Plaquetas centrifugada utilizando este protocolo com a Fibrina Rica em Plaquetas centrifugada com Leucócitos e a Fibrina Rica em Plaquetas Avançada padrão, os autores verificaram que a Fibrina Rica em Plaquetas Avançada+ apresentava a maior libertação de factores de crescimento essenciais, incluindo a Fibrina Rica em Plaquetas

(PDGF), o fator de crescimento transformador beta 1 (TGF-β1), o fator de crescimento epidérmico (EGF) e o fator de crescimento semelhante à insulina (IGF).

Estes resultados indicam que uma diminuição da velocidade de centrifugação resulta na produção de PRF com uma melhor libertação do fator de crescimento. Os autores atribuem estes resultados ao facto de as velocidades de centrifugação elevadas deslocarem frequentemente as células, como as plaquetas e os leucócitos, para longe do coágulo de PRF. Ao reduzir a velocidade de centrifugação e, por conseguinte, a força g aplicada, é possível obter uma distribuição mais uniforme das plaquetas, ao mesmo tempo que se aumenta o número de granulócitos neutrofílicos capturados no interior do PRF.

Como a celularidade do PRF é aumentada, acredita-se que promove uma maior diferenciação dos macrófagos, o que, por sua vez, leva a uma maior diferenciação osteoblástica. Além disso, o aumento observado na libertação do fator de crescimento é atribuído a um potencial aumento do número de leucócitos capturados na matriz do PRF devido às forças de centrifugação reduzidas. Em geral, estes resultados demonstram que a utilização de uma velocidade de centrifugação mais baixa para a produção de PRF pode otimizar tanto a produção de factores de crescimento como as respostas celulares ao PRF.(36) **PRF INJETÁVEL**

Os últimos desenvolvimentos na tecnologia PRF são a introdução do PRF injetável (i-PRF).(37) Em comparação com o PRP, a desvantagem do PRF é o facto de ser obtido sob a forma de gel, o que o torna menos ideal para injeção. Em contraste, o PRP pode ser utilizado para uma variedade de tratamentos injectáveis, incluindo artroplastia do joelho, cirurgias de lifting facial, redução do risco de infecções do esterno após procedimentos cardíacos, tratamento de lesões desportivas, tratamento de lesões de tendões e ligamentos, tratamento da osteoartrite, promoção da cicatrização meniscal, tratamento da alopecia, facilitação de procedimentos regenerativos músculo-esqueléticos e tratamento da acne, entre outros.(38)(39) Todas estas aplicações dependem dos efeitos dos factores de crescimento autólogos libertados pelas plaquetas presentes no PRP, que contribuem para melhorar a cicatrização localizada.(34) Estudos anteriores demonstraram que os factores de crescimento no PRP são libertados de forma sustentada durante períodos prolongados, normalmente entre 7 e 21 dias, e têm um impacto mais forte e duradouro na proliferação e diferenciação celular. (40) Deste modo, pode inferir-se que o PRF, enquanto material bioativo, oferece várias vantagens em relação ao PRP. Além disso, o PRF é desprovido das complicações associadas à trombina bovina, incluindo o potencial para o desenvolvimento de anticorpos contra os factores V, XI e trombina, bem como o risco de coagulopatias potencialmente fatais. (38) Assim, uma forma injetável de PRF é uma melhor alternativa ao PRP para as condições acima mencionadas.

Recentemente, foi desenvolvida uma variante injetável ou líquida do PRF. Para preparar o i-FRP, o sangue é retirado sem anticoagulantes para tubos não revestidos de plástico e depois centrifugado a cerca de 700 rpm - 3 minutos.(33) (41) Outro grupo de investigadores sugeriu um protocolo semelhante, no qual centrifugam sangue total em tubos de ensaio não revestidos a velocidades entre 2400 e 2700 rpm durante cerca de 2 minutos.

O sobrenadante recolhido deste processo é referido como factores de crescimento concentrados (CGF) (42).

Assim, todos os componentes sanguíneos necessários para criar um concentrado de plaquetas eficaz, incluindo o plasma com todos os factores de coagulação e as plaquetas, deslocam-se para o topo do tubo nos primeiros 2 a 4 minutos devido à força centrífuga. O plasma e as plaquetas separados formam uma camada amarela clara na parte superior do tubo. Esta camada é então aspirada, produzindo uma forma injetável parcialmente ativa.(37)

O enxerto gerado desta forma tem uma excelente consistência trabalhável, minimizando consideravelmente a lixiviação do material de enxerto, uma vez que este fica encapsulado de forma segura na matriz de fibrina. Além disso, a combinação do enxerto ósseo com o i-PRF proporciona a vantagem adicional da libertação de factores de crescimento no local recetor, o que normalmente não acontece com um enxerto ósseo normal. Esta melhoria pode transformar qualquer enxerto osteocondutor num enxerto osteopromotor, devido à presença de plaquetas e factores de crescimento. Consequentemente, esta combinação pode levar a uma formação óssea mais rápida e eficaz, melhorando os resultados globais da cicatrização.(29)

Num estudo realizado por Miron e colegas, que comparou o PRP com o i-PRF, verificou-se que, embora a libertação inicial de factores de crescimento como o PDGF-AA, PDGF-AB, EGF e IGF-1 fosse mais elevada no PRP, a libertação total destes factores ao longo de um período de dez dias foi significativamente maior no i-PRF. Embora o PRP tenha apresentado níveis elevados de VEGF e TGF-β aos dez dias, em comparação com o i-PRF, tanto o PRP como o i-PRF apresentaram uma compatibilidade tecidular semelhante. O PRP foi associado a níveis mais elevados de proliferação celular, ao passo que o i-PRF apresentou uma melhor migração celular. Além disso, em experiências de cultura de células, o i-PRF aumentou significativamente a expressão do ARNm do TGF-β e do colagénio-1 ao fim de sete dias. Estes resultados preliminares indicam que o i-PRF pode ter propriedades biológicas comparáveis ou mesmo ligeiramente superiores às do PRP.(41)

Outro tipo de enxerto desenvolvido com i-PRF é designado por bloco PRF. Este enxerto é preparado através da mistura de i-PRF com uma combinação de material de enxerto ósseo e coágulo de PRF triturado, o que aumenta significativamente o volume total do enxerto.

No entanto, a literatura existente sobre a i-PRF e os seus efeitos clínicos e biológicos continua a ser limitada. Por conseguinte, são necessários estudos adicionais para avaliar melhor as suas propriedades e potenciais aplicações em vários contextos clínicos.(29)

## PRF LYSATE

Uma aplicação recente de produtos à base de PRF é o lisado de PRF. Neste processo, após a preparação do PRF, este é incubado a 37°C num ambiente humidificado com 5% de CO2 e 95% de ar. O exsudado recolhido desta incubação é conhecido como lisado de PRF. Este lisado é reconhecido como uma fonte valiosa de vários factores de crescimento, incluindo PDGF, TGF, VEGF e EGF.(40) Num estudo, o lisado de PRF foi utilizado para reverter os danos infligidos aos fibroblastos dérmicos humanos devido à exposição crónica à radiação UV. Os resultados mostraram um aumento significativo das taxas de proliferação e de migração, bem como da deposição de colagénio, aproximando estas taxas das dos fibroblastos normais.(40)(43) Esta é uma aplicação relativamente nova, e existem atualmente poucos estudos disponíveis sobre o assunto. A investigação futura poderá explorar as potenciais aplicações do lisado de PRF em maior profundidade.

## TITÂNIO-PRF

Outra área de investigação que tem sido investigada é a utilização de diferentes materiais para o processamento do sangue durante a preparação do PRF. Recentemente, Tunali e colegas utilizaram tubos de titânio de qualidade médica para criar uma variante conhecida como T-PRF. Após exame, as amostras de T-PRF apresentaram uma rede altamente organizada com integridade estrutural contínua em comparação com as amostras de L-PRF. Além disso, a rede de fibrina no T-PRF cobria uma área maior e era mais espessa do que nas amostras de L-PRF. Num estudo em humanos, a T-PRF foi produzida centrifugando 20 ml de sangue a 2800 rpm durante 12 minutos em tubos de titânio de qualidade médica. Quando aplicadas para melhorar a cicatrização de feridas na mucosa palatina, as membranas de PRF-T apresentaram efeitos positivos no processo de cicatrização.(45) É necessária mais investigação para identificar o biomaterial mais eficaz para o processamento de PRF que possa melhorar as suas propriedades biológicas. As várias modificações do PRF foram concebidas para maximizar os efeitos biológicos mediados pelos factores de crescimento e para melhorar a atividade celular. Estas modificações foram propostas há relativamente pouco tempo, e estudos adicionais em animais e clínicos fornecerão mais informações sobre a sua eficácia.(29)

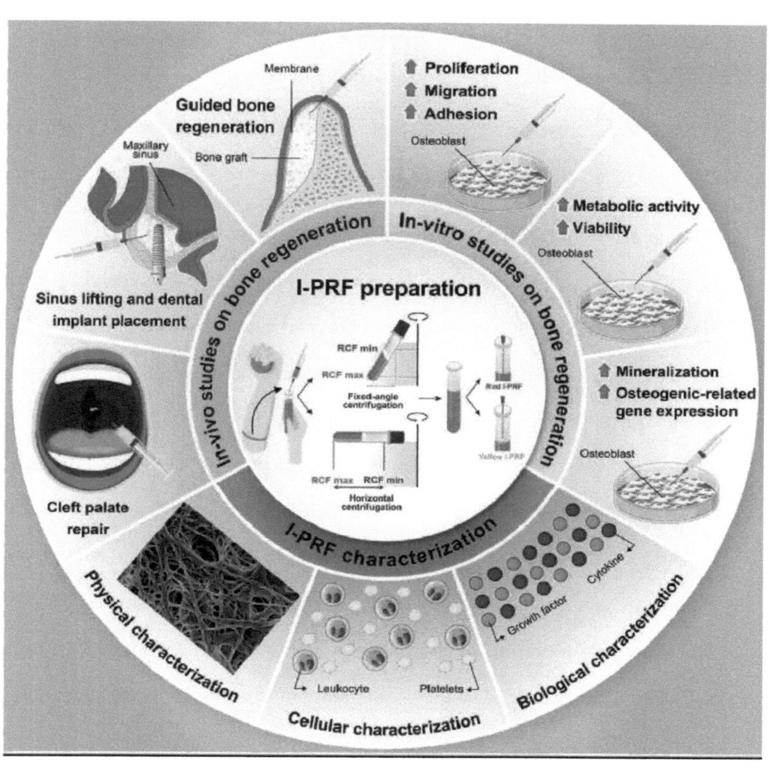
Membrane
Guided bone regeneration
Maxillary sinus
Bone graft
Proliferation
Migration
Adhesion
Osteoblast
Metabolic activity
Viability
Osteoblast
Sinus lifting and dental implant placement
In-vivo studies on bone regeneration
In-vitro studies on bone regeneration
I-PRF preparation
RCF min
RCF max
Fixed-angle centrifugation
RCF max
RCF min
Horizontal centrifugation
Mineralization
Osteogenic-related gene expression
Osteoblast
Cleft palate repair
I-PRF characterization
Physical characterization
Leukocyte
Platelets
Cellular characterization
Growth factor
Cytokine
Biological characterization

# MECANISMO DE ACÇÃO

<u>**MECANISMO DE ACÇÃO**</u>(46)

Tal como descrito no artigo de Dohan Ehrenfest et al. (2009), o mecanismo pelo qual a fibrina rica em plaquetas (PRF) exerce os seus efeitos envolve vários processos críticos:

1. **Formação de andaimes de fibrina**: O PRF cria uma matriz de fibrina densa que actua como um suporte natural, facilitando a migração e a proliferação celular. Esta estrutura permite a libertação gradual de factores de crescimento ao longo do tempo, garantindo uma eficácia sustentada durante todo o processo de cicatrização da ferida.
2. **Libertação sustentada de factores de crescimento**: O PRF demonstrou a capacidade de libertar continuamente factores de crescimento como o PDGF, o TGF-β e o VEGF durante sete dias ou mais. Esta libertação controlada promove a angiogénese, a síntese de colagénio e a regeneração geral dos tecidos.
3. **Inclusão de leucócitos**: Ao contrário dos concentrados de plaquetas anteriores, o PRF contém leucócitos que desempenham um papel crucial na regulação imunitária e na modulação da resposta inflamatória. Estes leucócitos libertam citocinas pró-inflamatórias que ajudam na cicatrização de feridas, combatendo infecções e gerindo a inflamação.
4. **Ação sinérgica dos componentes**: A interação entre as plaquetas, os leucócitos e a matriz de fibrina no PRF é sinérgica. A rede de fibrina actua como um reservatório de factores de crescimento, enquanto os leucócitos regulam a inflamação e apoiam a cicatrização dos tecidos através de respostas imunitárias.

5. **Angiogénese reforçada**: Os factores de crescimento libertados pelo PRF, em particular o VEGF, estimulam o desenvolvimento de novos vasos sanguíneos. Este processo é vital para o fornecimento de oxigénio e nutrientes ao tecido em cicatrização, promovendo assim a regeneração dos tecidos e facilitando a

cicatrização global.

## VANTAGENS, DESVANTAGENS E LIMITAÇÕES DO PRF

**Vantagens da utilização do PRF**

A literatura destaca várias vantagens associadas à utilização do PRF, incluindo as seguintes:

A preparação do PRF é um processo simples e eficiente que envolve uma centrifugação num único passo, tornando-o facilmente acessível a todos os clínicos(27),(30).

- É derivado de uma amostra de sangue autólogo(17).

- Manipulação de sangue limitada. (47).
- Não necessita da adição de trombina externa, uma vez que a polimerização ocorre naturalmente, eliminando qualquer risco de reação imunitária. (8)(47)
- Trata-se de uma estrutura de fibrina homogénea enriquecida com factores de crescimento que retêm a atividade durante um período prolongado, apoiando eficazmente a regeneração dos tecidos.(22)
- Pode ser utilizado isoladamente ou em conjunto com enxertos ósseos, dependendo da aplicação específica(27,48).
- Aumenta a taxa de cicatrização do osso enxertado (47,48).
- Constitui uma alternativa rápida e rentável aos factores de crescimento recombinantes quando utilizados juntamente com enxertos ósseos (49)
- A investigação indica que o PRF demonstra maior eficácia e menos controvérsias relativamente aos seus resultados clínicos finais em comparação com o PRP (27)

**Desvantagens da utilização do PRF**

O PRF pode ter alguns inconvenientes, que incluem os seguintes

- A quantidade obtida é menor devido à dependência do sangue do próprio corpo(17).

- A eficácia do protocolo PRF depende significativamente de um manuseamento adequado, especialmente no que diz respeito ao momento da colheita de sangue e à sua transferência para a centrífuga.(8)
- É necessário um tubo revestido de vidro para facilitar a polimerização do coágulo(30).
- Os doentes podem recusar o tratamento devido à necessidade de efetuar uma punção para recolher sangue (Wani 2014).
- A experiência clínica necessária para a manipulação do PRF é mínima(11)

**LIMITAÇÕES DA FIBRINA RICA EM PLAQUETAS EM ODONTOPEDIATRIA**:

- O PRF não é ideal para preencher defeitos enormes em casos de quistos, uma vez que as quantidades produzidas são limitadas devido à utilização de amostras de sangue autólogo.(17)
- A utilização de tecido de enxerto alogénico não é viável, uma vez que as membranas PRF são altamente específicas do dador individual (50)
- A conservação do PRF não é prática, uma vez que resulta em encolhimento devido à desidratação, compromete a integridade estrutural e diminui o teor de factores de crescimento no PRF.(51)

# EFEITOS BIOLÓGICOS DA PRF

## Efeitos biológicos do PRF

A análise da composição da fibrina rica em plaquetas (PRF) revela um coágulo de fibrina enriquecido com plaquetas, leucócitos, citocinas imunitárias e células estaminais circulantes (17). Embora sejam as principais responsáveis pela atividade biológica do PRF, a matriz é essencial para os efeitos terapêuticos associados a este concentrado. (52)(53). A polimerização da fibrina pode ocorrer de duas formas distintas: através de junções bilaterais e equilaterais(53).

As elevadas concentrações de trombina utilizadas na preparação do PRP estimulam a formação de junções bilaterais, conduzindo a uma rede de fibrina rígida. Esta polimerização rápida ajuda a reter factores de crescimento e citocinas numa suspensão coloidal dentro da rede de fibrina, que são depois libertados em quantidades significativas durante a primeira hora após a polimerização. Em contraste, concentrações mais baixas de trombina durante o processamento da fibrina rica em plaquetas (PRF) levam à formação de junções equiláteras e a uma matriz de fibrina mais flexível. A polimerização mais lenta da fibrina melhora o aprisionamento de citocinas intrínsecas circulantes na matriz de fibrina. As citocinas são utilizadas durante a remodelação da matriz cicatricial e são libertadas gradualmente, proporcionando um efeito sustentado no local da lesão durante um período prolongado (53)(29).

As plaquetas, a composição predominante do PRF, são as células responsáveis pela atividade. Embora as células desempenhem um papel fundamental na formação de coágulos sanguíneos, também contêm várias moléculas proteicas derivadas das plaquetas que são parte integrante da cascata de cicatrização de feridas(55).

Estas substâncias biologicamente activas estão contidas em três tipos distintos de grânulos dentro das plaquetas: grânulos alfa, delta e lambda. Entre eles, os grânulos alfa actuam como os principais reservatórios de factores de crescimento e são o tipo mais numeroso de grânulos plaquetários. Possuem uma gama diversificada de factores de crescimento que facilitam a regeneração de tecidos moles e duros após uma lesão. Após a ativação das plaquetas, estes factores de crescimento são libertados através de um processo conhecido como exocitose(56). Além disso, o PRF contém citocinas imunitárias libertadas pelas plaquetas, como a interleucina (IL)-1β, a IL-6, a IL-4 e o fator de necrose tumoral (TNF)-α (53).

| Effect | Mediated by | Action |
|---|---|---|
| **Angiogenesis** | Vascular endothelial growth factor (VEGF), angiopoetin, platelet derived growth factor (PDGF), basic-fibroblast growth factor (FGF-b). | • Cells in the wound vicinity to migrate, divide and change phenotype<br>• stimulates expression of α5β3 intergrin on the endothelial cells which promotes the binding of endothelial cells to fibrin, fibronectin & vitronectin. |
| **Mitogenesis** | TGF-β<br>Fine & flexible trimolecular/ equilateral junctions | • Mitogen for cells including fibroblasts, marrow stem cells, endothelial cells, pre-osteoblasts, mesenchymal cells<br>• Inhibitory effect on osteoclasts<br>• Enhanced cytokine entrapment, promotes rapid cellular migration |
| **Immunomodulatory effects** | Fibrin and its degradation products<br>Fibronectin<br>Leukocytes<br>IL-4 | • Stimulate migration, phagocytosis and enzymatic degradation by neutrophils<br>• Increases the expression of CD11C/CD18 receptor on neutrophils which mediates adhesion to endothelium and fibrinogen<br>• Releases certain chemotactic factors which regulate wound colonization by macrophages<br>• Increased degranulation to release several molecules including IL-1, IL-4, IL-6 and TNF-α<br>• Coherent healing without inflammatory excess |
| **Wound recolonization** | Fibrinogen, fibronectin, vitronectin and tenascin<br>Fibrin | • Undergoes degradation and allows epithelial cell migration on wound margins<br>• Binds to several molecules including fibronectin, PDGF & TGF-b through the αVβ3 integrin<br>• Promotes the migration of fibroblasts |
| **Osteogenic effect** | | • May upregulate the expression of alkaline phosphatase and osteoprotegerin<br>• Enhance the expression of phosphorylated extracellular signal-regulated protein kinase, osteoprotegerin and alkaline phosphatase activity |
| **Entrapment of stem cells** | | Even though the intrinsic content of stem cells in quite low, it has been hypothesized that the fibrin clot may act like a trap for circulating stem cells which may converge to a secretory phenotype allowing vascular and tissue restoration. |

## FACTORES DE CRESCIMENTO

FACTORES DE CRESCIMENTO: (57)

| | |
|---|---|
| Transforming growth factor-β (TGF-β) | Stimulates angiogenesis, fibronectin, and collagen production; prevents collagen breakdown; induces fibroblast and immune cells chemotaxis; inhibits osteoclast formation and bone degeneration |
| Platelet-derived growth factor (PDGF) | Provokes migration and proliferation of mesenchymatous cell lineage; enables angiogenesis, macrophages chemotaxis, and activation; induces TGF-β secretion from macrophages |
| Insulin growth factor-1 (IGF-1) | Stimulates chemotaxis and activation of osteoblasts and bone formation; induces differentiation and mitogenesis of mesenchymal cells |
| Vascular endothelial growth factor (VEGF) | Initiates angiogenesis; enhances permeability of the vessels; induces endothelial cell proliferation and migration |
| Epidermal growth factor (EGF) | Promotes angiogenesis; stimulates proliferation and differentiation of epithelial cells; increases cytokine secretion in epithelial and mesenchymal cells |
| Interleukin-1β (IL-1β) | Increases expression of adhesive molecules on endothelial cells; stimulates helper T cell, chemotaxis of lymphocytes; activates osteoblasts |
| Interleukin-6 (IL-6) | Stimulates B-cell differentiation and antibody secretion; induces differentiation of naive T cells in cytotoxic T lymphocytes |
| Tumor necrosis factor-α (TNF-α) | Induces neutrophil cytotoxicity; stimulates cell survival and proliferation; enhances the remodeling capacities of fibroblasts |
| Interleukin-4 (IL-4) | Induces B-cell differentiation into plasmocytes, B-cell class switching to IgE, differentiation of naive helper T cells in Th2 cells |

O fator de crescimento transformador-β é uma citocina com funções multifuncionais e um membro da superfamília TGF-β, que inclui mais de 30 membros distintos. Dentro deste grupo, existem três isoformas: Fator de crescimento transformador -β1, Fator de crescimento transformador-β2 e Fator de crescimento transformador-β3, sendo o fator de crescimento transformador-β1 a isoforma comum encontrada em sistemas biológicos(5). A forma ativa do TGF-β1, que é segregada pelas plaquetas activadas, desempenha um papel crucial na estimulação da quimiotaxia dos fibroblastos e na promoção da produção de fibronectina e colagénio, ao mesmo tempo que previne a degradação do colagénio. Para além destas funções, o TGF-β1 promove a angiogénese e a quimiotaxia das células imunitárias, melhorando assim o processo global de cicatrização. Além disso, ajuda na proliferação e deposição de osteoblastos, inibindo simultaneamente a formação de osteoclastos, o que ajuda a evitar a degeneração do osso(53)

O fator de crescimento derivado das plaquetas (PDGF) é conhecido por ser o 1st fator de crescimento presente no local da lesão. É constituído por duas subunidades, A e B, e foram identificadas três isoformas distintas: AA, BB e AB. (58). O PDGF libertado pelas plaquetas é crucial para a migração, proliferação e sobrevivência das linhagens de células mesenquimatosas. (5) Além disso, este fator de crescimento promove a angiogénese, aumenta a quimiotaxia e a ativação dos macrófagos e estimula a secreção do fator de crescimento transformador-β dos macrófagos. (58)

O IGF1, também conhecido como somatomedina C, é uma hormona polipeptídica que se encontra principalmente na corrente sanguínea e que também pode ser libertada durante o processo fisiológico de desgranulação das plaquetas. Esta hormona desempenha um papel vital na estimulação da diferenciação e mitogénese das células mesenquimatosas, que são essenciais para a reparação e regeneração dos tecidos. Além disso, a IGF1 fornece sinais de sobrevivência que protegem as células de vários estímulos apoptóticos, aumentando assim a viabilidade e a função das células (5). Para além destas funções, o IGF1 aumenta a quimiotaxia e a ativação dos osteoblastos, que são cruciais para a formação e mineralização óssea, contribuindo assim para um aumento global da formação óssea (58).

Após uma lesão tecidular, o fator de crescimento endotelial vascular (VEGF) é libertado por plaquetas e macrófagos activados. O VEGF funciona como uma molécula reguladora primária nos processos relacionados com a angiogénese, desempenhando um papel importante na proliferação, migração e sobrevivência das células endoteliais, que são essenciais para a formação de novos vasos sanguíneos (53). Durante o processo de angiogénese, factores de crescimento como o IGF-1 e a interleucina-1 beta (IL-1β) são particularmente importantes, uma vez que são conhecidos por regularem positivamente a expressão do VEGF, facilitando assim o processo angiogénico.

O fator de crescimento epidérmico (EGF) é outra proteína importante. É segregado por várias células, incluindo plaquetas e macrófagos(59). O EGF aumenta o processo de angiogénese e ajuda na quimiotaxia das células endoteliais, contribuindo significativamente para o processo de epitelização e encurtando o tempo de cicatrização global após uma lesão(58). Além disso, o EGF aumenta a secreção de várias citocinas, tanto das células epiteliais como das mesenquimatosas, o que é crucial para coordenar a resposta de cicatrização. (60)

A interleucina-1 beta (IL-1β) faz parte de uma família de 11 citocinas e desempenha um papel crucial no desencadeamento da resposta inflamatória (61). As fontes primárias de produção de interleucina-1 beta (IL-1β) incluem macrófagos, fibroblastos e células dendríticas. Além disso, a IL-1β estimula as células T auxiliares, que amplificam ainda mais a resposta imunitária (62). Notavelmente, a IL-1β, juntamente com o fator de necrose tumoral alfa (TNF-α), ativa os osteoclastos, que são células responsáveis pela reabsorção óssea, levando a uma inibição da formação óssea (19). Esta interação complexa de citocinas e factores de crescimento realça os mecanismos intrincados envolvidos no processo de cicatrização após uma lesão.

A interleucina-6 (IL-6) é uma citocina fundamental da família da IL-6, conhecida pelo seu amplo envolvimento em vários processos biológicos, incluindo a proliferação celular, a migração, a sobrevivência e a regulação da inflamação (63). Após estimulação, a IL-6 é produzida por uma série de células, tais como linfócitos, fibroblastos, células epiteliais, enterócitos e osteoblastos, o que realça o seu amplo impacto em vários tecidos (64). Na população de linfócitos B, a IL-6 promove a diferenciação final das células B em plasmócitos, aumentando significativamente a secreção de anticorpos por estas células. Além disso, a IL-6 é uma das citocinas cruciais necessárias para a diferenciação de células T naive em linfócitos T citotóxicos (19) e a sua produção aumenta significativamente as fases inflamatórias e de remodelação dos tecidos (65).

O fator de necrose tumoral alfa (TNF-α) é outra citocina pró-inflamatória vital, contribuindo significativamente para a inflamação e o processo de cicatrização de feridas (66). O TNF-α desencadeia a ativação de várias moléculas de sinalização, facilitando a sobrevivência das células e tendo impacto na cicatrização de feridas do epitélio. (67)

A interleucina-4 (IL-4) é uma citocina que desempenha um papel crucial na diferenciação de células T auxiliares ingénuas em células Th2, um processo fundamental na resposta imunitária. Além disso, a IL-4 estimula a diferenciação das células B em plasmócitos e facilita a mudança de classe de células B para imunoglobulina E (IgE), que é importante para a produção de anticorpos e para a defesa imunitária(68) Outra função notável da IL-4 é a sua capacidade de ativar macrófagos, convertendo-os especificamente em macrófagos M2. A produção de macrófagos M2 leva a um aumento da secreção de citocinas anti-inflamatórias, como a IL-10 e o TGF-β, que ajudam a atenuar a inflamação excessiva. A regulação positiva dos macrófagos M2 está intimamente associada à cicatrização de feridas e à redução da inflamação patológica, bem como da fibrose(69). Este facto reveste-se de um interesse científico significativo, uma vez que os leucócitos são mediadores fundamentais na regeneração dos ossos e dos tecidos moles, principalmente através da libertação de factores linfogénicos que permitem a comunicação essencial entre células durante o processo de cicatrização dos tecidos. Em apoio a estes resultados, um estudo recente demonstrou que a redução da força de centrifugação relativa durante a preparação do PRF aumenta o número total de plaquetas e leucócitos, bem como a concentração de factores de crescimento, aumentando assim o potencial regenerativo do PRF(52)

A fibrina e os seus produtos de degradação desempenham um papel vital na estimulação da migração e ativação dos neutrófilos, que subsequentemente libertam enzimas proteolíticas. Os neutrófilos no local da ferida ajudam a eliminar os agentes patogénicos, gerando radicais de oxigénio e digerindo enzimaticamente os contaminantes. Além disso, as interações da fibrina com monócitos e macrófagos aumentam a fagocitose, realçando ainda mais o papel dos macrófagos na ligação entre as fases inflamatória e reparadora da cicatrização de feridas (53). A presença de leucócitos é indispensável para uma comunicação eficaz entre células durante a regeneração dos tecidos, salientando que as plaquetas, por si só, são insuficientes para uma capacidade regenerativa total. Em vez disso, os leucócitos são parceiros essenciais na orquestração do processo de reparação de tecidos(52).

# APLICAÇÕES DA PRF EM ODONTOPEDIATRIA

## PRF UTILIZADO COMO MEDICAMENTO NA PULPOTOMIA

Num molar primário não tratado ou tratado de forma inadequada, é inevitável que as bactérias invadam a parte coronal da polpa, levando a uma resposta inflamatória. Nesta fase, a inflamação permanece normalmente confinada à polpa coronal. Se o tecido afetado for removido e os cotos da polpa radicular forem tratados com um agente adequado, o tecido remanescente tem potencial para recuperar. Essa capacidade inerente de recuperação forma a base da terapia pulpar vital no tratamento de dentes decíduos vitais expostos cariados(70). A pulpotomia, um procedimento comum, envolve a remoção da polpa coronal inflamada e a aplicação de um medicamento na polpa radicular para manter o dente em uma condição assintomática até que ele esfolie naturalmente. (71)

Para aumentar a taxa de sucesso destes tratamentos, existe uma necessidade crescente de terapêuticas de base biológica que não só reduzam a inflamação da polpa como também promovam a formação de tecido dentino-pulpar, aumentando assim a longevidade do dente(72). Os avanços na regeneração da dentina e do osso alveolar abriram novas áreas para a terapia pulpar, incluindo a utilização de proteínas morfogenéticas ósseas e enxertos ósseos modificados. Uma abordagem particularmente promissora é a aplicação tópica de concentrados de plaquetas. (73) O fundamento científico subjacente à utilização de preparações de plaquetas é que a fibrina rica em plaquetas (PRF) serve como reservatório para a libertação sustentada de factores de crescimento, que orientam o processo de dentinogénese reparadora (74)

Hiremath et al., em 2001, foram pioneiros na utilização do PRF como agente de pulpotomia num molar permanente com pulpite irreversível.(72)

Os factores de crescimento são fundamentais para sinalizar os eventos críticos na morfogénese e diferenciação do dente. A recapitulação após a lesão dentária permite a regeneração dos tecidos (Smith, 2003) (72)

No estudo realizado por Hiremath et al. no 22º mês. A obliteração do canal pulpar foi encontrada no terço apical da raiz mesial, o que representa a redução natural do volume pulpar ao longo do tempo, uma vez que a própria deposição de dentina secundária e terciária em resposta ao trauma localizado. Uma resposta mineralizada distinta ocorre após o trauma, levando à rápida formação de tecido duro que pode preencher totalmente ou pela metade o espaço pulpar, especialmente em dentes mais jovens.(72)

O PRF tem potencial para apoiar a cicatrização pulpar através da modulação da inflamação. Fá-lo através da libertação de citocinas cicatrizantes como a interleucina (IL)-4 e da inibição da ativação da metaloproteinase-1 da matriz (MMP-1) e da MMP-3 pela IL-1β.(17)

Huang et al. exploraram os efeitos do PRF em culturas de células primárias da polpa dentária e concluíram que o PRF aumenta a proliferação e a diferenciação das células da polpa dentária.(75)

Em 2010, Huang et al. realizaram um estudo que demonstrou que o PRF tem um efeito não citotóxico no tecido pulpar, referindo que cada célula mantém a sua arquitetura natural sem danos.(75)

Num estudo clínico realizado por Patidar et al., o PRF e o agregado de trióxido mineral (MTA) foram avaliados como agentes de pulpotomia em molares primários. As avaliações clínicas foram efectuadas com 1, 3 e 6 meses de intervalo. As avaliações radiográficas foram realizadas aos 6 meses. De acordo com Patidar et al., após seis meses, a taxa de sucesso radiográfico global foi de 87% para os casos de PRF, a taxa de sucesso clínico total foi de 90%. O PRF actua como um concentrado imunitário com uma composição única e uma estrutura tridimensional, contendo factores de crescimento como o fator de crescimento derivado das plaquetas, o fator de crescimento transformador β1 e o fator de crescimento semelhante à insulina. Estes factores promovem a migração, fixação, proliferação e diferenciação das células, tornando o PRF um agente valioso no tratamento da pulpotomia.

Nos casos de PRF, 3 dentes (13,04%) apresentaram radiolucência furcal no período de acompanhamento de 6 meses. Embora a causa exacta deste achado seja difícil de explicar, é necessária mais investigação - particularmente com análise histológica - uma vez que nenhum estudo in vivo anterior explorou o PRF em molares primários como agente de pulpotomia. Além disso, as crianças, independentemente da idade, mostraram cooperação durante a recolha de amostras de sangue e o procedimento de pulpotomia, destacando a praticidade do uso de PRF em ambientes pediátricos.(73)

Manhas et al. também realizaram um estudo clínico comparando o PRF como material de cobertura pulpar em pulpotomias de molares decíduos. O estudo avaliou o Agregado de Trióxido Mineral (MTA), a Fibrina Rica em Plaquetas (PRF) combinada com MTA e a PRF combinada com hidróxido de cálcio ($Ca(OH)_2$) em intervalos de um, três e seis meses, com avaliações clínicas e radiográficas. Os seus resultados apoiam ainda mais o potencial da PRF como um material favorável para a terapia pulpar vital em dentes decíduos, sugerindo um futuro promissor para a sua utilização em odontopediatria. (76)

No campo da terapia endodôntica regenerativa, o PRF destaca-se como um biomaterial autólogo ideal para a regeneração do complexo dentina-polpa. A sua libertação lenta, combinada com o seu suporte biológico, melhora o processo de cicatrização da ferida.(75) No entanto, uma razão potencial para o insucesso do tratamento pode ser a rápida desintegração do PRF, agravada pelo atraso do paciente na colocação da coroa. Apesar de o selamento coronal estar intacto, isto pode contribuir para a fuga ou falha coronal.(76)

Um estudo efectuado por Chhabra et al., intitulado *"Avaliação comparativa da eficácia de materiais à base de silicato de cálcio com ou sem fibrina rica em plaquetas como medicamento de pulpotomia em dentes permanentes humanos com pulpite irreversível:*

*A randomized clinical trial", concluiu-se* que houve 90,5% de sucesso após um período de 9 meses. Os resultados não mostraram diferença significativa entre os grupos, sendo todos os materiais igualmente eficazes no alívio da dor. Além disso, não foi observada variação significativa nas taxas de sucesso radiográfico nos demais grupos (77)

Kumar et al., no seu estudo *"Comparative evaluation of platelet-rich fibrin, mineral trioxide aggregate, and calcium hydroxide as pulpotomy agents in permanent molars with irreversible pulpitis"*, verificaram que a pulpotomia aumentou a taxa de sucesso clínico em molares totalmente formados com pulpite irreversível, e a escolha do biomaterial não influenciou (78)

Noutro estudo realizado por Deepa et al., intitulado *"Comparative Evaluation of Platelet-rich Fibrin and Mineral Trioxide Aggregate as Pulpotomy Agents in Permanent Teeth with Incomplete Root Development: A Randomized Controlled Trial"*, concluiu-se que o PRF poderia servir como uma alternativa adequada e económica ao MTA em procedimentos de pulpotomia para dentes permanentes com desenvolvimento radicular incompleto (79)

Uma revisão sistemática efectuada por Roshan et al., *"Efficacy of platelet concentrates in pulpotomy - a systematic review"*, concluiu que o número de publicações que satisfaziam todos os critérios de inclusão era limitado e que não foi relatada qualquer diferença significativa entre os concentrados de plaquetas e outros materiais utilizados na pulpotomia. (80)

Num caso clínico relatado por Nalam et al., *"Biological Approach in the Management of Permanent Molars with Irreversible Pulpitis Using Platelet-Rich Fibrin as a Pulpotomy Medicament: Case Reports with 2 Year Follow-Up"*, concluiu-se que a combinação das propriedades libertadoras de factores de crescimento da PRF e da capacidade de selamento do Biodentine acelerou a cicatrização do tecido pulpar irreversivelmente inflamado, constituindo uma alternativa viável ao tratamento tradicional do canal radicular. No entanto, são necessários mais estudos clínicos e histológicos para comprovar estes resultados.(81)

Doranala et al., no seu estudo *"Comparative assessment of titanium-prepared platelet-rich fibrin, EndoSequence root repair material, and calcium hydroxide as pulpotomy agents in permanent teeth with irreversible pulpitis: A randomized controlled trial"*, concluiu que a PRF preparada com titânio e o EndoSequence apresentaram taxas de sucesso mais elevadas em comparação com o Dycal como agentes de pulpotomia no tratamento de dentes com pulpite irreversível (82) Numa série de casos de Mobarak et al., *"Regenerative Pulpotomy as a Novel Technique for Treatment of Permanent Mature Molars Diagnosed with Irreversible Pulpitis Using Platelet-Rich Fibrin: A Case Series Study"*, todos os casos apresentados demonstraram resultados clínicos e radiográficos favoráveis com o procedimento de pulpotomia regenerativa, utilizando PRF e Biodentine no tratamento de molares permanentes irreversivelmente inflamados (83)

Finalmente, Abdelazim et al., no seu estudo *"Evaluation of platelet-rich fibrin versus nanohydroxyapatite as pulpotomy materials in primary molars: Um estudo clínico prospetivo"*, verificaram que a utilização de PRF como agente de penso pulpar resultou em resultados clínicos e radiográficos ligeiramente, embora não significativamente, melhores em comparação com a nanohidroxiapatite (NHAp). Tanto o PRF como a NHAp foram considerados agentes de penso benéficos para molares primários pulpotomizados.(84)

## Fibrina rica em plaquetas como scaffold (engenharia de tecidos) em procedimentos endodônticos:

Na engenharia de tecidos, o crescimento e a diferenciação das células são fortemente influenciados pela presença de um suporte adequado. (85) Além disso, a diferenciação das células estaminais é regulada por moléculas da matriz extracelular.(86) Por conseguinte, espera-se que um andaime enriquecido com factores de crescimento possa aumentar a taxa de diferenciação dos tecidos através de uma ligação selectiva, juntamente com a localização das células, enquanto se biodegrada ao longo do tempo.(87)

O PRF funciona como um suporte eficaz na endodontia regenerativa, incorporando todas as propriedades necessárias para este papel. O seu potencial como suporte na terapia endodôntica regenerativa torna o PRF um tema promissor para investigação futura. (88)

## PRF na revascularização de dentes permanentes jovens

A lesão de um dente permanente imaturo que leva à necrose da polpa pode resultar na formação incompleta da raiz, o que pode impedir o desenvolvimento posterior da raiz e deixar o dente com paredes finas do canal radicular. Esses dentes com paredes finas são fracos e mais propensos à fratura. (89)

Os dentes com um ápice imaturo apresentam várias complexidades anatómicas, o que torna difícil a aplicação das técnicas convencionais de tratamento de canais radiculares utilizadas para dentes maduros. A instrumentação e a obturação em dentes imaturos são difíceis de conseguir com os métodos padrão. (90) Embora a apexificação convencional seja um tratamento eficaz para dentes imaturos, ela tem várias desvantagens. Por exemplo, não promove um aumento do comprimento da raiz ou da espessura dentinária e pode alterar as propriedades mecânicas da dentina, tornando-a mais suscetível à fratura. (91)

Em alternativa, foi introduzido um tratamento de base biológica denominado terapia endodôntica regenerativa para polpa necrótica em dentes imaturos. (92)

Em 2001, Iwaya et al. foram os primeiros a relatar um caso de revascularização num dente imaturo afetado por periodontite apical.(93)

Os procedimentos endodônticos regenerativos podem facilitar o desenvolvimento contínuo da raiz, proporcionando uma estratégia alternativa para o tratamento de dentes permanentes imaturos com integridade estrutural comprometida. (94)

Os scaffolds são elementos cruciais na engenharia de tecidos, oferecendo suporte para a organização, proliferação, diferenciação e vascularização das células. Um scaffold ideal deve ser poroso (para permitir a incorporação de células e factores de crescimento), biocompatível com os tecidos do hospedeiro, ter uma forma adequada para substituir os tecidos perdidos e ser biodegradável sem produzir subprodutos tóxicos. (95) Vários tipos de estruturas naturais biodegradáveis ou permanentes - tais como coágulos sanguíneos, fibrina plaquetária (PRF), ácido hialurónico, quitosano e quitina - bem como estruturas sintéticas como o ácido poliláctico, o ácido poliglicólico, o fosfato tricálcico e a hidroxiapatite, têm sido utilizados para regenerar a dentina ou os complexos dentina-polpa juntamente com as células da polpa dentária (CPD).(96) Os scaffolds naturais são vantajosos pela sua excelente biocompatibilidade e bioatividade, enquanto os scaffolds sintéticos oferecem um maior controlo sobre as taxas de degradação e propriedades mecânicas melhoradas...(95)

A melhor abordagem de tratamento para dentes imaturos com polpa necrótica e periodontite apical envolveria uma estratégia regenerativa que promovesse a formação de uma estrutura mineralizada endógena no interior do canal, utilizando células estaminais da região apical. Os procedimentos de revascularização oferecem várias vantagens. Uma vez controlada a infeção, a revascularização pode ser concluída numa única consulta, tornando-a eficiente em termos de tempo e de custos em comparação com outros métodos. O principal benefício deste procedimento é a deposição contínua de nova dentina ou tecido duro ao longo das paredes dentinárias laterais, resultando no desenvolvimento contínuo da raiz e no fortalecimento do dente com uma melhor relação coroa/raiz.(97)

Os requisitos para o andaime incluem a ligação selectiva, a presença de factores de crescimento e a capacidade de biodegradação ao longo do tempo. O PRF oferece vantagens significativas em relação a outros concentrados de plaquetas. A sua preparação é simples, requerendo um equipamento mínimo e menos tempo. (94)

A preparação do PRF não requer agentes exógenos como a trombina. Em vez disso, o PRF forma uma rede de fibrina estruturada que prende as plaquetas e os leucócitos, que servem como reservatórios para a libertação a longo prazo de vários factores de crescimento. As caraterísticas mecânicas do PRF também suportam a condensação do

MTA sobrejacente, tornando-o um bioscaffold ideal para a revascularização ou revitalização dentária.(98)

Su et al. concluíram que, uma vez que o máximo de factores de crescimento libertados pelo PRF, como o PDGF-AB, o TGF-β1, o VEGF e o EGF, ocorre nos primeiros sessenta minutos, é ideal utilizar o PRF em locais cirúrgicos dentro deste período de tempo. (99)

Gassling et al. concluíram que o PRF tem taxas de proliferação celular periosteal mais elevadas quando comparado com o colagénio, provavelmente devido à libertação de factores de crescimento das plaquetas do PRF, que influenciam diretamente a proliferação celular. (100)

Huang et al, demonstraram no seu estudo que o PRF não afecta a viabilidade das células da polpa dentária (DPCs). Descobriram que o PRF promove a proliferação das células da polpa dentária e regula a expressão da osteoprotegerina (OPG) de uma forma dependente do tempo. O PRF também aumenta significativamente a atividade da fosfatase alcalina (ALP), o que pode fornecer uma base para estudos pré-clínicos que explorem o papel do PRF na formação de dentina reparadora.

Em casos de endodontia regenerativa envolvendo PRF, pensa-se que as células da polpa dentária no terço apical permanecem viáveis apesar da presença de uma grande lesão periapical. Após a resolução da inflamação e a ajuda da bainha epitelial radicular de Hertwig, estas células da polpa dentária podem transformar-se em células semelhantes a odontoblastos. A expressão da osteoprotegerina (OPG) e da ALP são normalmente referidas como indicadores da diferenciação odontoblástica. Uma limitação do PRF é a sua dificuldade de manipulação para colocação no interior do canal. Os ensaios clínicos são essenciais para avaliar o efeito a longo prazo do PRF na revitalização da polpa necrótica em dentes com ápices abertos. (101)

O PRF obteve os melhores resultados na maioria dos parâmetros, com aproximadamente 75% dos casos a demonstrarem uma boa ou excelente cicatrização periapical e encerramento apical. Para além disso, todos os casos apresentaram um espessamento significativo das paredes dentinárias. No entanto, o PRF não produziu resultados notáveis em termos de alongamento radicular, uma vez que todos os casos apresentaram apenas um crescimento razoável. O estudo concluiu que a revascularização é mais eficaz e preferível à apexificação no tratamento de dentes permanentes imaturos necrosados. O PRF e o colagénio foram identificados como suportes superiores em comparação com o placentrex e o quitosano para a revascularização nestes casos. A engenharia de tecidos apresenta um potencial significativo para tratar várias condições dentárias complexas. (94)

Num estudo piloto, Narang et al, o PRF demonstrou resultados superiores na promoção da cicatrização periapical e no aumento do comprimento da raiz, em comparação com o scaffold de coágulo sanguíneo. Este facto sugere que o PRF pode oferecer vantagens em relação aos métodos tradicionais na RET. (102)

Hongbing et al. realizaram um estudo retrospetivo controlado intitulado *The Efficacy of Platelet-Rich Fibrin as a Scaffold in Regenerative Endodontic Treatment,* que sustentou que a PRF alcança um sucesso clínico semelhante ao de um coágulo sanguíneo no RET, no que diz respeito à maturação da raiz e à cicatrização da lesão periapical. (98)

Numa revisão efectuada por Miron et al., que inclui sete estudos in vitro, 11 estudos in vivo e 31 estudos clínicos, a revisão concluiu que, de todos os estudos in vivo, 85,7% dos estudos mostraram resultados significativos a favor da combinação do PRF com tratamentos regenerativos. Esta revisão sistemática destaca a eficácia do PRF em vários procedimentos de tratamento dentário, particularmente o seu papel na regeneração dos tecidos. (103). Cerca de 87% dos estudos clínicos incluídos na sua revisão apoiaram a utilização do PRF para a cicatrização de feridas e regeneração de tecidos em diferentes procedimentos dentários, indicando ainda a sua eficácia como suporte regenerativo. (104)

Simonpieri et al. analisaram as várias vantagens da utilização do PRF e descreveram como este actua como uma bainha estabilizadora, oferecendo suporte mecânico durante os procedimentos regenerativos. Esta propriedade estabilizadora ajuda a manter a integridade da área tratada, aumentando o sucesso global do procedimento.(105)

Em um relato de caso de Shivashankar et al., o PRF foi utilizado na revitalização de um dente com polpa necrótica e ápice aberto. Os autores observaram espessamento contínuo das paredes dentinárias, alongamento radicular, regressão da lesão periapical e fechamento apical após a aplicação do PRF. Concluíram que o PRF é um excelente biomaterial para a regeneração do complexo dentina-polpa, mostrando-se promissor como um suporte vital na endodontia regenerativa.(106)

É evidente que a fibrina rica em plaquetas, utilizada como suporte em dentes necróticos imaturos para revitalização e regeneração da polpa, preenche muitos dos critérios essenciais para um suporte físico ideal. Uma vantagem significativa e notável da PRF é a sua estrutura única de ramos de fibrina trimoleculares ou equiláteros, que proporciona flexibilidade na sua arquitetura. Esta flexibilidade permite-lhe suportar o enredamento de citocinas e facilitar a migração celular, ambos cruciais para o sucesso da regeneração dos tecidos.(8)

Num estudo realizado por Hotwani et al, concluiu-se que o PRF pode ser considerado um biomaterial promissor na endodontia regenerativa. No entanto, apesar do PRF, ainda existem poucas evidências que comprovem a sua aplicação generalizada. Como resultado, ainda há uma necessidade de racionalizar o seu uso na prática clínica.(88)

## PRF como material de revestimento da pasta de papel

O capeamento pulpar direto é o procedimento vital de preservação pulpar mais amplamente utilizado no tratamento de dentes permanentes que não apresentam pulpite irreversível. O procedimento desempenha um papel fundamental na manutenção da saúde e da função da polpa dentária, das funções fisiológicas do complexo e na facilitação do desenvolvimento contínuo da raiz, particularmente em dentes imaturos. O objetivo global destes tratamentos é preservar a vitalidade da polpa e prolongar a vida do dente, prevenindo a degeneração pulpar. Durante estes procedimentos, um agente capeador da polpa é cuidadosamente colocado em contacto direto com o tecido pulpar. Por isso, é crucial que qualquer novo material considerado para o capeamento pulpar seja submetido a uma avaliação minuciosa tanto da biocompatibilidade como da citotoxicidade antes da sua utilização clínica, assegurando que não representa qualquer dano para os delicados tecidos pulpares(107).

O hidróxido de cálcio é, desde há muito, o material mais utilizado para o capeamento pulpar. No entanto, estudos demonstraram que a sua eficácia em dentes decíduos é significativamente inferior ao seu desempenho em dentes permanentes. Tendo em conta estes desafios, existe uma clara necessidade de um agente alternativo que seja não só económico, mas também capaz de melhorar os processos naturais de cicatrização da polpa, promovendo assim uma regeneração pulpar eficaz.

A introdução do PRF na terapia da polpa vital representa um passo significativo no campo da endodontia regenerativa, oferecendo um suporte biologicamente ativo que não só melhora os mecanismos reparadores naturais da polpa, mas também tem o potencial de melhorar os resultados globais dos tratamentos de preservação da polpa.(108)

Bakshi et al. referiram que o PRF tem resultados encorajadores quando utilizado como agente de capeamento pulpar direto em comparação com o MTA. Num estudo separado, Dou et al. investigaram os efeitos do hidróxido de cálcio (Ca(OH)2), do MTA, do iRoot BP, do PRF e dos factores de crescimento concentrados (CGF) nas células da polpa dentária humana (HDPCs), focando particularmente a sua influência na proliferação celular, viabilidade, apoptose e mineralização.

No estudo, o PRF apresentou uma taxa mais elevada de proliferação celular no terceiro dia em comparação com os grupos MTA e iRoot BP. O PRF demonstrou uma excelente biocompatibilidade com as HDPCs. Provaram ser eficazes na reparação óssea e funcionam como suportes naturais e degradáveis que podem ser substituídos por tecido recém-formado ao longo do tempo.

Ao contrário do plasma rico em plaquetas (PRP) de primeira geração, que requer a utilização de trombina exógena e anticoagulantes, o PRF e o CGF não necessitam destes aditivos durante a preparação. Isto elimina o risco de rejeição imunitária e de transmissão de doenças infecciosas.

Para além disso, vários artigos demonstraram que o PRF aumenta a proliferação e diferenciação da HDPC, o que está de acordo com os resultados desta investigação. Tanto o PRF como o CGF demonstraram uma capacidade de promover a mineralização comparável à do MTA, sugerindo que podem desempenhar um papel positivo na formação de dentina reparadora. Estes materiais libertam factores essenciais, tais como o fator de crescimento transformador-β, o fator de crescimento derivado das plaquetas, o fator de crescimento endotelial vascular e a interleucina-6, que podem atuar tanto como suporte como reservatórios para a entrega de factores de crescimento e citocinas pró-inflamatórias aos locais de implantação.

Uma vez que o PRF e o CGF são derivados do seu sangue autólogo, não existe praticamente qualquer risco de rejeição ou reação imunitária, o que realça ainda mais o seu potencial como materiais seguros e eficazes na terapia da polpa vital.(107)

Em estudo realizado por Tiwar et al., para avaliar a eficácia do PRF como agente de capeamento pulpar para dentes decíduos. O estudo indicou uma taxa de sucesso de 82,6% para o PRF, superando significativamente a taxa de sucesso de 61,9% do MTA. O PRF demonstrou maior eficácia como agente de capeamento pulpar direto (DPC) em comparação com o MTA.(108)

## PRF NO ENCERRAMENTO DE FERIDAS DE EXTRACÇÃO OU NA CICATRIZAÇÃO DE TECIDOS MOLES

A fibrina rica em plaquetas (PRF) promove a diferenciação de muitos tipos de células e aumenta a angiogénese. A presença de leucócitos, citocinas e algumas pequenas quantidades de linfócitos no seu interior desempenha um papel crucial na regulação da inflamação e dos processos infecciosos.

O resultado demonstrou melhorias significativas, incluindo uma redução da profundidade da bolsa de sondagem e ganhos nos níveis de fixação clínica. A avaliação radiográfica mostrou uma cicatrização substancial, evidenciada pela excelente formação óssea e pela restauração da arquitetura trabecular normal. Estes resultados positivos podem ser atribuídos às propriedades benéficas do PRF.

O PRF é composto por uma matriz de fibrina polimerizada numa estrutura tetramolecular, que inclui plaquetas, leucócitos, citocinas e células estaminais circulantes. A polimerização lenta da fibrina durante a preparação do PRF permite a incorporação de citocinas plaquetárias e cadeias de glicanos na malha de fibrina. Além disso, o PRF forma um andaime de fibrina denso com uma elevada concentração de leucócitos numa parte do coágulo, contribuindo para a libertação de factores de crescimento, regulação imunitária, propriedade anti-infecciosa e angiogénese durante o processo de cicatrização de feridas.(8)

A desvantagem do PRF é o seu carácter invasivo - recolha de sangue, especialmente numa criança, e máquina especializada para o seu processamento.(109)

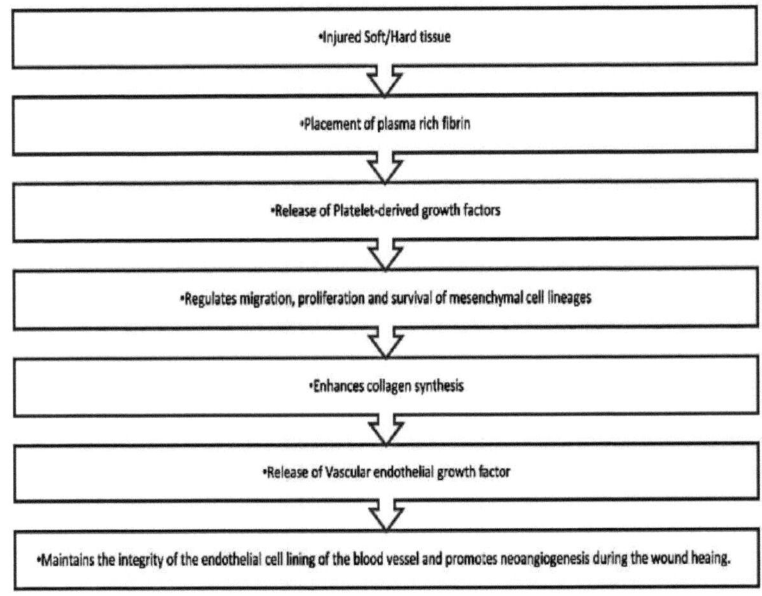
•Injured Soft/Hard tissue
•Placement of plasma rich fibrin
•Release of Platelet-derived growth factors
•Regulates migration, proliferation and survival of mesenchymal cell lineages
•Enhances collagen synthesis
•Release of Vascular endothelial growth factor
•Maintains the integrity of the endothelial cell lining of the blood vessel and promotes neoangiogenesis during the wound heaing.

## PRF NA REGENERAÇÃO ÓSSEA

A regeneração óssea está a avançar rapidamente, aumentando a procura de métodos eficazes de reparação óssea. Esta estratégia tem sido reforçada pelo desenvolvimento de métodos de regeneração autóloga. A principal razão é que a presença de partículas de nanofibras de fibrina nestas formulações oferece um excelente substrato para a fixação de células. (110)

O PRF (fibrina rica em plaquetas) é composto por uma matriz de fibrina polimerizada numa estrutura tetramolecular, que incorpora plaquetas, leucócitos, citocinas e células estaminais circulantes.(17) O PRF tem a capacidade de libertar gradualmente citocinas à medida que a matriz de fibrina sofre remodelação, um mecanismo que provavelmente contribui para as suas propriedades cicatrizantes clinicamente observadas.(5) A investigação demonstrou que o PRF forma uma estrutura de fibrina densa, com uma elevada concentração de leucócitos localizados numa secção do coágulo.(25) Também demonstra uma libertação sustentada de factores de crescimento, como o fator de crescimento transformador-β1, o fator de crescimento derivado das plaquetas-AB e o fator de crescimento endotelial vascular, juntamente com glicoproteínas como a trombospondina-1, durante um período de pelo menos sete dias. Esta libertação lenta de factores biológicos chave realça o papel significativo que os leucócitos desempenham na regulação da libertação de factores de crescimento, na resposta imunitária, nas acções anti-infecciosas e na remodelação da matriz durante o processo de cicatrização.(111)

Devido ao seu processamento simples, rápido e económico, que não requer a utilização de quaisquer anticoagulantes - ao contrário da preparação de plasma rico em plaquetas (PRP) - juntamente com a preservação de plaquetas funcionais e intactas no interior da matriz de fibrina e uma libertação gradual de factores de crescimento, a fibrina rica em plaquetas (PRF) tornou-se a escolha preferida entre os concentrados de plaquetas na tecnologia da fibrina.(5)

A análise radiográfica do dente tratado neste relato de caso específico indica uma boa cicatrização do osso. Estes resultados alinham-se com os relatados noutros estudos de caso e investigações, tais como os de Bansal e Bharti, (112) e Pradeep *et al. (113)* Adicionalmente, a investigação conduzida por Sharma e Pradeep(111) e Singh, (114) e Lekovic *et al.,* (115) utilizando PRF demonstrou melhorias significativas nos parâmetros clínicos quando utilizado em casos de defeitos intra-ósseos.

Num relatório de caso apresentado por Nagaveni et al., que abordou a utilização de fibrina autóloga rica em plaquetas, concluiu-se que a PRF serve como o melhor material para a regeneração óssea em crianças.(109)

O PRF tem leucócitos adicionais quando comparado com o PRP. Esta caraterística é essencial para combater os agentes patogénicos infecciosos, uma vez que os leucócitos podem reduzir o risco de infeção até dez vezes. Além disso, desempenham um papel fundamental na modulação da resposta imunitária e facilitam a integração do tecido do hospedeiro com os biomateriais.(116)

Num estudo abrangente realizado por Farmani et al. intitulado *Application of Platelet Rich Fibrin in Tissue Engineering: Focus on Bone Regeneration,* os investigadores concluíram que, devido ao seu rico conteúdo em factores de crescimento, pode aumentar significativamente a angiogénese e facilitar a diferenciação de células estaminais em osteoblastos.

Além disso, quando o PRF é utilizado juntamente com outros biomateriais, medicamentos, células estaminais ou construções artificiais, pode produzir resultados impressionantes na regeneração do osso.

Além disso, a literatura atual revela que a investigação futura poderá explorar estruturas híbridas que integrem PRF com nanopartículas ou outros biomateriais. Estas estratégias inovadoras revelam um grande potencial na regeneração de resultados ósseos. De um modo geral, o seu papel na engenharia de tecidos apresenta inúmeros desafios e oportunidades, destacando um campo dinâmico que está pronto a ser explorado e avançado. (110)

# CONCLUSÃO

A fibrina rica em plaquetas (PRF) surgiu como um biomaterial promissor em odontopediatria, oferecendo opções terapêuticas minimamente invasivas, biocompatíveis e eficazes. As propriedades biológicas únicas da PRF, tais como a promoção da cicatrização dos tecidos, o apoio à angiogénese e a estimulação da proliferação e diferenciação celular, fazem dela uma ferramenta valiosa para vários tratamentos dentários pediátricos.

O processo de preparação simples do PRF, que não requer anticoagulantes ou agentes bioquímicos, é particularmente benéfico para os doentes pediátricos. Uma vez que o PRF é derivado de sangue autólogo, reduz o risco de rejeição imunitária e de transmissão de doenças. A estrutura do PRF contém plaquetas, leucócitos, citocinas e uma matriz de fibrina, que permite a libertação lenta de factores de crescimento como o fator de crescimento transformador-β1, o fator de crescimento derivado das plaquetas e o fator de crescimento endotelial vascular. Estes factores promovem a regeneração dos tecidos, a cicatrização óssea e a regulação imunitária, tornando o PRF ideal para tratamentos dentários pediátricos centrados na preservação da vitalidade dos dentes e na cicatrização natural.

A principal aplicação do PRF em odontopediatria é nos tratamentos endodônticos regenerativos (RET) para dentes imaturos necrosados. Servindo como um suporte, o PRF apoia a migração e diferenciação celular, promovendo a revascularização e o desenvolvimento radicular. Estudos demonstraram que o PRF é comparável, ou superior, aos suportes tradicionais de coágulos sanguíneos na obtenção de uma melhor cicatrização periapical, espessamento da parede dentinária e encerramento apical. O PRF também aumenta a proliferação de células da polpa dentária humana e promove marcadores de diferenciação odontoblástica, reforçando o seu papel na terapia pulpar vital.

Em terapias pulpares vitais, como o capeamento pulpar direto e a pulpotomia, a biocompatibilidade do PRF e a libertação de factores de crescimento apoiam a cicatrização pulpar e a regeneração da dentina. O PRF tem demonstrado taxas de sucesso mais elevadas do que materiais como o agregado de trióxido mineral (MTA) e o hidróxido de cálcio na preservação da vitalidade pulpar e na promoção da formação de nova dentina. A sua natureza autóloga, a baixa citotoxicidade e a capacidade de melhorar o processo de cicatrização natural fazem dele uma escolha superior para a terapia pulpar vital em dentes decíduos.

O papel do PRF na regeneração periodontal também é notável, particularmente no tratamento de defeitos periodontais. Melhora a regeneração óssea e os resultados clínicos, como a redução da profundidade de sondagem e o aumento do nível de fixação clínica. O potencial do PRF para a regeneração do osso alveolar é crucial em odontopediatria, onde a manutenção da integridade estrutural do maxilar é vital para um desenvolvimento dentário e facial adequado.

Embora o PRF se mostre significativamente promissor em odontopediatria, é necessária mais investigação clínica para estabelecer os seus resultados e eficácia a longo prazo. São necessários ensaios clínicos controlados, especialmente os que comparem o PRF com outros biomateriais, para confirmar os seus benefícios e otimizar a sua utilização na prática dentária. As evidências actuais sugerem que o PRF é um poderoso biomaterial regenerativo, proporcionando aos dentistas pediátricos uma ferramenta eficaz para melhorar os resultados do tratamento e melhorar a saúde oral dos pacientes jovens.

# REFERÊNCIAS


1. Choukroun J, Adda F, Schoeffler C, Vervelle AP. Uma oportunidade em paro implantologia: o PRF. Implantodontie.

2. Gunasekaran S, Sakthivel S, M. SB, Babu G, Vijayan V. Aplicação Clínica da Fibrina Rica em Plaquetas em Odontopediatria. Jornal de Saúde e Ciências Aliadas NU. 2022 May 24;12(02):186-90.

3. Ross R, Glomset J, Kariya B, Harker L. A Platelet-Dependent Serum Fator That Stimulates the Proliferation of Arterial Smooth Muscle Cells *In Vitro* (Um fator sérico dependente de plaquetas que estimula a proliferação de células musculares lisas arteriais *in vitro).* Proceedings of the National Academy of Sciences. 1974 Apr;71(4):1207-10.

4. Borie E, Olivi DG, Orsi IA, Garlet K, Weber B, Beltrán V, et al. Aplicação de fibrina plaquetária em medicina dentária: uma revisão da literatura. Int J Clin Exp Med. 2015;8(5):7922-9.

5. Dohan DM, Choukroun J, Diss A, Dohan SL, Dohan AJJ, Mouhyi J, et al. Fibrina rica em plaquetas (PRF): Um concentrado de plaquetas de segunda geração. Parte II: Caraterísticas biológicas relacionadas com as plaquetas. Oral Surgery, Oral Medicine, Oral Pathology, Oral Radiology, and Endodontology. 2006 Mar;101(3):e45-50.

6. Harrison P. Platelet function analysis (Análise da função plaquetária). Blood Rev. 2005 Mar;19(2):111-23.

7. Khiste SV, Naik Tari R. Platelet-Rich Fibrin as a Biofuel for Tissue Regeneration (Fibrina Rica em Plaquetas como Biocombustível para Regeneração de Tecidos). ISRN Biomaterials. 2013 Jun 6;2013:1-6.

8. Dohan DM, Choukroun J, Diss A, Dohan SL, Dohan AJJ, Mouhyi J, et al. Fibrina rica em plaquetas (PRF): Um concentrado de plaquetas de segunda geração. Parte I: Conceitos tecnológicos e evolução. Oral Surgery, Oral Medicine, Oral Pathology, Oral Radiology, and Endodontology. 2006 Mar;101(3):e37-44.

9. Harrison P. Platelet function analysis (Análise da função plaquetária). Blood Rev. 2005 Mar;19(2):111-23.

10. Castro HC, Ferreira BLA, Nagashima T, Schueler A, Rueff C, Camisasca D, et al. Plaquetas: ainda um alvo terapêutico. J Bras Patol Med Lab. 2006 Oct;42(5):321-32.

11. Vivek Gupta, Vivek K. Bains, G. P. Singh, Ashish Mathur, Rhythm Bains. Potencial regenerativo da fibrina rica em plaquetas em medicina dentária: Literature Review. Jornal Asiático de Saúde Oral e Ciências Afins. 2011 Jan;Volume 1(Issue 1).

12. Gassling V, Douglas T, Warnke PH, Açil Y, Wiltfang J, Becker ST. Membranas de fibrina ricas em plaquetas como suportes para a engenharia de tecidos periosteais. Clin Oral Implants Res. 2010 May 7;21(5):543-9.

13. LAURENS N, KOOLWIJK P, DE MAAT MPM. Estrutura da fibrina e cicatrização de feridas. Journal of Thrombosis and Haemostasis. 2006 May;4(5):932-9.

14. Gaβling VLW, Açil Y, Springer IN, Hubert N, Wiltfang J. Plasma rico em plaquetas e fibrina rica em plaquetas em cultura de células humanas. Oral Surgery, Oral Medicine, Oral Pathology, Oral Radiology, and Endodontology. 2009 Jul;108(1):48-55.

15. Silver FH, Wang MC, Pins GD. Preparação e utilização de cola de fibrina em cirurgia. Biomaterials. 1995 Jan;16(12):891-903.

16. Pratt KP, Côté HCF, Chung DW, Stenkamp RE, Davie EW. A bolsa primária de

polimerização da fibrina: Estrutura tridimensional de um fragmento de cadeia γ terminal C de 30-kDa complexado com o péptido Gly-Pro-Arg-Pro. Actas da Academia Nacional de Ciências. 1997 Jul 8;94(14):7176-81.

17. Choukroun J, Diss A, Simonpieri A, Girard MO, Schoeffler C, Dohan SL, et al. Fibrina rica em plaquetas (PRF): Um concentrado de plaquetas de segunda geração. Parte IV: Efeitos clínicos na cicatrização de tecidos. Oral Surgery, Oral Medicine, Oral Pathology, Oral Radiology, and Endodontology. 2006 Mar;101(3):e56-60.

18. Li Q, Pan S, Dangaria SJ, Gopinathan G, Kolokythas A, Chu S, et al. A fibrina rica em plaquetas promove a regeneração periodontal e melhora o aumento do osso alveolar. Biomed Res Int. 2013 Mar 26;2013:1-13.

19. Dohan DM, Choukroun J, Diss A, Dohan SL, Dohan AJJ, Mouhyi J, et al. Fibrina rica em plaquetas (PRF): Um concentrado de plaquetas de segunda geração. Parte III: Ativação de leucócitos: Uma nova caraterística dos concentrados de plaquetas? Oral Surgery, Oral Medicine, Oral Pathology, Oral Radiology, and Endodontology. 2006 Mar;101(3):e51-5.

20. Chang Y, Zhao J. Efeitos da fibrina rica em plaquetas nos fibroblastos do ligamento periodontal humano e aplicação em defeitos infra-ósseos periodontais. Aust Dent J. 2011 Dec 13;56(4):365-71.

21. Kawase T, Kamiya M, Kobayashi M, Tanaka T, Okuda K, Wolff LF, et al. A técnica de compressão térmica para a conversão da preparação de fibrina rica em plaquetas numa membrana de barreira com uma taxa reduzida de biodegradação. J Biomed Mater Res B Appl Biomater. 2015 May;103(4):825-31.

22. Wu C, Lee S, Tsai C, Lu K, Zhao J, Chang Y. A fibrina rica em plaquetas aumenta a fixação celular, a proliferação e a expressão de proteínas relacionadas com o

colagénio dos osteoblastos humanos. Aust Dent J. 2012 Jun 25;57(2):207-12.

23. Kim TH, Kim SH, Sándor GK, Kim YD. Comparação de plasma rico em plaquetas (PRP), fibrina rica em plaquetas (PRF) e fator de crescimento concentrado (CGF) na cicatrização de defeitos em crânio de coelho. Arch Oral Biol. 2014 maio;59(5):550- 8.

24. Saluja H, Dehane V, Mahindra U. Fibrina rica em plaquetas: Um concentrado de plaquetas de segunda geração e um novo amigo dos cirurgiões orais e maxilofaciais. Ann Maxillofac Surg. 2011;1(1):53.

25. Dohan Ehrenfest DM, Diss A, Odin G, Doglioli P, Hippolyte MP, Charrier JB. Efeitos in vitro da PRF (fibrina rica em plaquetas) de Choukroun em fibroblastos gengivais humanos, pré-queratinócitos dérmicos, pré-adipócitos e osteoblastos maxilofaciais em culturas primárias. Oral Surgery, Oral Medicine, Oral Pathology, Oral Radiology, and Endodontology. 2009 Sep;108(3):341-52.

26. Dohan Ehrenfest DM, Del Corso M, Diss A, Mouhyi J, Charrier J. Arquitetura Tridimensional e Composição Celular de um Coágulo e Membrana de Fibrina Rica em Plaquetas de Choukroun. J Periodontol. 2010 Apr;81(4):546-55.

27. Simonpieri A, Del Corso M, Vervelle A, Jimbo R, Inchingolo F, Sammartino G, et al. Current Knowledge and Perspectives for the Use of Platelet-Rich Plasma (PRP) and Platelet-Rich Fibrin (PRF) in Oral and Maxillofacial Surgery Part 2: Bone Graft, Implant and Reconstructive Surgery. Curr Pharm Biotechnol. 2012 May 1;13(7):1231-56.

28. Mazor Z, Horowitz RA, Del Corso M, Prasad HS, Rohrer MD, Dohan Ehrenfest DM. Aumento do pavimento do seio maxilar com colocação simultânea de implantes utilizando a fibrina rica em plaquetas de Choukroun como único material de enxerto: Um estudo radiológico e histológico aos 6 meses. J

Periodontol. 2009 Dec;80(12):2056-64.

29. Shah R, M G T, Thomas R, Mehta DS. An Update on the Protocols and Biologic Actions of Platelet Rich Fibrin in Dentistry (Atualização dos protocolos e acções biológicas da fibrina rica em plaquetas em medicina dentária). Eur J Prosthodont Restor Dent. 2017 Jun;25(2):64-72.

30. Dohan DM, Del Corso M, Charrier JB. Análise da citotoxicidade da fibrina rica em plaquetas de Choukroun (PRF) numa vasta gama de células humanas: A resposta a uma controvérsia comercial. Oral Surgery, Oral Medicine, Oral Pathology, Oral Radiology, and Endodontology. 2007 May;103(5):587-93.

31. Anilkumar K, Geetha A, Umasudhakar, Ramakrishnan T, Vijayalakshmi R, Pameela E. Fibrina rica em plaquetas: Uma nova abordagem de recobrimento radicular. J Indian Soc Periodontol. 2009;13(1):50.

32. Durmu⅞lar MC, Balli U, Dede FÕ, Misir AF, Bari§ E, Kürkçü M, et al. Avaliação histológica do efeito do fator de crescimento concentrado na cicatrização óssea. Jornal de Cirurgia Craniofacial. 2016 Sep;27(6):1494-7.

33. Ghanaati S, Booms P, Orlowska A, Kubesch A, Lorenz J, Rutkowski J, et al. Advanced Platelet-Rich Fibrin: A New Concept for Cell-Based Tissue Engineering by Means of Inflammatory Cells (Um novo conceito para a engenharia de tecidos com base em células através de células inflamatórias). Jornal de Implantologia Oral. 2014 Dec 1;40(6):679-89.

34. Dohan Ehrenfest DM, Pinto NR, Pereda A, Jiménez P, Corso M Del, Kang BS, et al. The impact of the centrifuge characteristics and centrifugation protocols on the cells, growth factors, and fibrin architecture of a leukocyte- and platelet-rich fibrin (L-PRF) clot and membrane. Platelets. 2018 Feb 17;29(2):171-84.

35. Kobayashi E, Flückiger L, Fujioka-Kobayashi M, Sawada K, Sculean A, Schaller

B, et al. Libertação comparativa de factores de crescimento do PRP, PRF e PRF avançado. Clin Oral Investig. 2016 Dec 25;20(9):2353-60.

36. Fujioka-Kobayashi M, Miron RJ, Hernandez M, Kandalam U, Zhang Y, Choukroun J. Fibrina Rica em Plaquetas Optimizada com o Conceito de Baixa Velocidade: Libertação do Fator de Crescimento, Biocompatibilidade e Resposta Celular. J Periodontol. 2017 Jan;88(1):112-21.

37. Mourão CF de AB, Valiense H, Melo ER, Mourão NBMF, Maia MDC. Obtenção de fibrina rica em plaquetas injetável (i-PRF) e sua polimerização com enxerto ósseo: nota técnica. Rev Col Bras Cir. 2015 Dec;42(6):421-3.

38. Jain NK, Gulati M. Plasma rico em plaquetas: um virtuoso da cura. Blood Res. 2016;51(1):3.

39. Maria-Angeliki G, Alexandros-Efstratios K, Dimitris R, Konstantinos K. Platelet-rich plasma as a potential treatment for noncicatricial alopecias. Int J Trichology. 2015;7(2):54.

40. He L, Lin Y, Hu X, Zhang Y, Wu H. Um estudo comparativo da fibrina rica em plaquetas (PRF) e do plasma rico em plaquetas (PRP) no efeito da proliferação e diferenciação de osteoblastos de rato in vitro. Oral Surgery, Oral Medicine, Oral Pathology, Oral Radiology, and Endodontology. 2009 Nov;108(5):707-13.

41. Miron RJ, Fujioka-Kobayashi M, Hernandez M, Kandalam U, Zhang Y, Ghanaati S, et al. Fibrina rica em plaquetas injetável (i-PRF): oportunidades na medicina dentária regenerativa? Clin Oral Investig. 2017 Nov 2;21(8):2619-27.

42. Bowen RAR, Remaley AT. Interferências dos componentes dos tubos de colheita de sangue nos ensaios de química clínica. Biochem Med (Zagreb). 2014;31-44.

43. Wirohadidjojo YW, Budiyanto A, Soebono H. O lisado de fibrina rico em plaquetas pode melhorar a disfunção de fibroblastos dérmicos humanos irradiados

cronicamente por UVA. Yonsei Med J. 2016;57(5):1282.

44. Tunali M, Ozdemir H, Küçükodaci Z, Akman S, Yaprak E, Toker H, et al. Um novo concentrado de plaquetas: Fibrina rica em plaquetas preparada com titânio. Biomed Res Int. 2014;2014:1-7.

45. Ustaoglu G, Ercan E, Tunali M. O papel da fibrina rica em plaquetas preparada com titânio na cicatrização de feridas da mucosa palatina e na histocondução. Ata Odontol Scand. 2016 Oct 2;74(7):558-64.

46. Dohan Ehrenfest DM, Rasmusson L, Albrektsson T. Classification of platelet concentrates: from pure platelet-rich plasma (P-PRP) to leucocyte- and platelet-rich fibrin (L-PRF). Trends Biotechnol. 2009 Mar;27(3):158-67.

47. Kang YH, Jeon SH, Park JY, Chung JH, Choung YH, Choung HW, et al. Platelet-Rich Fibrin is a Bioscaffold and Reservoir of Growth Factors for Tissue Regeneration. Tissue Eng Part A. 2011 Feb;17(3-4):349-59.

48. Choukroun J, Diss A, Simonpieri A, Girard MO, Schoeffler C, Dohan SL, et al. Fibrina rica em plaquetas (PRF): Um concentrado de plaquetas de segunda geração. Parte V: Avaliações histológicas dos efeitos da PRF na maturação do aloenxerto ósseo no levantamento do seio maxilar. Cirurgia Oral, Medicina Oral, Patologia Oral, Radiologia Oral e Endodontologia. 2006 Mar;101(3):299-303.

49. Girish Rao S, Bhat P, Nagesh KS, Rao GHR, Mirle B, Kharbhari L, et al. Regeneração óssea em cavidades de extração com gel de fibrina rico em plaquetas autólogo. J Maxillofac Oral Surg. 2013 Mar 10;12(1):11-6.

50. Bansal S, Garg A, Khurana R, Chhabra P. Fibrina rica em plaquetas ou plasma rico em plaquetas - qual é o melhor? uma opinião. Jornal Indiano de Ciências Dentárias. 2017;9(5):49.

51. Clipet F, Tricot S, Alno N, Massot M, Solhi H, Cathelineau G, et al. Efeitos in vitro

do meio condicionado de fibrina rica em plaquetas de Choukroun em 3 linhas de células diferentes implicadas na implantologia dentária. Implant Dent. 2012 Feb;21(1):51-6.

52. Choukroun J, Ghanaati S. A redução da força de centrifugação relativa nos concentrados de fibrina rica em plaquetas (PRF) injectáveis avança as células inflamatórias, plaquetas e factores de crescimento dos próprios doentes: a primeira introdução ao conceito de centrifugação a baixa velocidade. Jornal Europeu de Trauma e Cirurgia de Emergência. 2018 Feb 10;44(1):87-95.

53. Vinaya Kumar R, Shubhashini N. Fibrina rica em plaquetas: um novo paradigma na regeneração periodontal. Cell Tissue Bank. 2013 Sep 11;14(3):453-63.

54. Sunitha Raja V, Munirathnam Naidu E. Fibrina rica em plaquetas: Evolução de um concentrado de plaquetas de segunda geração. Jornal Indiano de Investigação Dentária. 2008;19(1):42.

55. Mihaylova Z, Mitev V, Stanimirov P, Isaeva A, Gateva N, Ishkitiev N. Utilização de concentrados de plaquetas em cirurgia oral e maxilofacial: uma visão geral. Ata Odontol Scand. 2017 Jan 2;75(1):1-11.

56. Barbon S, Stocco E, Macchi V, Contran M, Grandi F, Borean A, et al. Platelet-Rich Fibrin Scaffolds for Cartilage and Tendon Regenerative Medicine: From Bench to Bedside. Int J Mol Sci. 2019 Abr 5;20(7):1701.

57. Pavlovic V, Ciric M, Jovanovic V, Trandafilovic M, Stojanovic P. Fibrina plaquetária: Fundamentos das acções biológicas e modificações do protocolo. Medicina Aberta. 2021 Mar 22;16(1):446-54.

58. Pavlovic V, Ciric M, Jovanovic V, Stojanovic P. Platelet Rich Plasma: a short overview of certain bioactive components. Open Medicine. 2016 Jan 1;11(1):242-7.

59. Barrientos S, Stojadinovic O, Golinko MS, Brem H, Tomic-Canic M. ARTIGO DE PERSPECTIVA: Factores de crescimento e citocinas na cicatrização de feridas. Reparação e Regeneração de Feridas. 2008 Sep 3;16(5):585-601.

60. Knezevic NN, Candido KD, Desai R, Kaye AD. Is Platelet-Rich Plasma a Future Therapy in Pain Management? Clínicas Médicas da América do Norte. 2016 Jan;100(1):199-217.

61. Dinarello CA. Interleukin-1 in the pathogenesis and treatment of inflammatory diseases. Blood. 2011 Abr 7;117(14):3720-32.

62. Artlett CM. A família de citocinas IL-1. Eles têm um papel na fibrose da esclerodermia? Immunol Lett. 2018 Mar;195:30-7.

63. MEYER T, WANG J, TIAO G, OGLE C, FISCHER J, HASSELGREN P. Sepsis e endotoxemia estimulam a produção intestinal de interleucina-6*. Surgery. 1995 Aug;118(2):336-42.

64. Karin M, Clevers H. A inflamação reparadora encarrega-se da regeneração dos tecidos. Nature. 2016 Jan 20;529(7586):307-15.

65. Xue X, Falcão DM. O papel das células imunes e citocinas na cicatrização de feridas intestinais. Int J Mol Sci. 3 de dezembro de 2019; 20 (23): 6097.

66. Ritsu M, Kawakami K, Kanno E, Tanno H, Ishii K, Imai Y, et al. Papel crítico do fator de necrose tumoral-α no processo inicial de cicatrização de feridas na pele. Journal of Dermatology & Dermatologic Surgery. 2017 Jan;21(1):14- 9.

67. Brockmann L, Giannou A, Gagliani N, Huber S. Regulação das células TH17 e citocinas associadas na cicatrização de feridas, regeneração de tecidos e carcinogénese. Int J Mol Sci. 2017 maio 11;18(5):1033.

68. Sokol CL, Barton GM, Farr AG, Medzhitov R. A mechanism for the initiation of

allergen-induced T helper type 2 responses. Nat Immunol. 2008 Mar 21;9(3):310-8.

69. Salmon-Ehr V, Ramont L, Godeau G, Birembaut P, Guenounou M, Bernard P, et al. Implicação da Interleucina-4 na Cicatrização de Feridas. Laboratory Investigation. 2000 Aug;80(8):1337-43.

70. Waterhouse PJ, Nunn JH, Whitworth JM. An investigation of the relative efficacy of Buckley's Formocresol and calcium hydroxide in primary molar vital pulp therapy. Br Dent J. 2000 Jan 8;188(1):32-6.

71. RODD HD, WATERHOUSE PJ, FUKS AB, FAYLE SA, MOFFAT MA. Terapia pulpar para molares primários. Int J Paediatr Dent. 2006 Sep 16;16(s1):15-23.

72. Hiremath H, Saikalyan S, Kulkarni SS, Hiremath V. Concentrado de plaquetas de segunda geração (PRF) como medicamento de pulpotomia num molar permanente com pulpite: relato de um caso. Int Endod J. 2012 Jan 14;45(1):105-12.

73. Patidar S, Kalra N, Khatri A, Tyagi R. Clinical and radiographic comparison of platelet-rich fibrin and mineral trioxide aggregate as pulpotomy agents in primary molars. Jornal da Sociedade Indiana de Pedodontia e Odontologia Preventiva. 2017;35(4):367.

74. Smith AJ, Lesot H. Indução e Regulação da Dentinogénese da Coroa: Eventos embrionários como modelo para a reparação dos tecidos dentários? Revisões Críticas em Biologia Oral e Medicina. 2001 Sep 1;12(5):425-37.

75. Huang FM, Yang SF, Zhao JH, Chang YC. A Fibrina Rica em Plaquetas Aumenta a Proliferação e Diferenciação das Células da Polpa Dentária Humana. J Endod. 2010 Oct;36(10):1628-32.

76. Manhas M, Mittal S, Sharma A, Gupta K, Pathania V, Thakur V. Biological

approach in repair of partially inflamed dental pulp using second-gen-rich plaqulet fibrin and mineral trioxide aggregate as a pulp medicament in primary molars. Jornal da Sociedade Indiana de Pedodontia e Odontologia Preventiva. 2019;37(4):399.

77. Chhabra S, Kukreja N, Sachdeva S, Thakur A, Trivedi S, Bhardwaj A. Avaliação comparativa da eficácia de materiais à base de silicato de cálcio com ou sem fibrina rica em plaquetas como medicamento de pulpotomia em dentes permanentes humanos com pulpite irreversível: Um ensaio clínico aleatório. Endodontologia. 2023 Jul;35(3):273-9.

78. Kumar V, Juneja R, Duhan J, Sangwan P, Tewari S. Comparative evaluation of platelet-rich fibrin, mineral trioxide aggregate, and calcium hydroxide as pulpotomy agents in permanent molars with irreversible pulpitis: A randomized controlled trial. Contemp Clin Dent. 2016;7(4):512.

79. Keswani D, Pandey RK, Ansari A, Gupta S. Avaliação comparativa da fibrina rica em plaquetas e do agregado de trióxido mineral como agentes de pulpotomia em dentes permanentes com desenvolvimento radicular incompleto: A Randomized Controlled Trial. J Endod. 2014 May;40(5):599-605.

80. Noor Mohamed R, Basha S, Al-Thomali Y. Eficácia dos concentrados de plaquetas na pulpotomia - uma revisão sistemática. Platelets. 2018 Jul 4;29(5):440-5.

81. D. Prasanthi NalamN V, Simpsy G, Chittem J, Sajjan G. Abordagem biológica no tratamento de molares permanentes com pulpite irreversível utilizando fibrina rica em plaquetas como medicamento para pulpotomia: Relato de casos com acompanhamento de 2 anos. Journal of Interdisciplinary Dentistry. 2018;8(1):30.

82. Doranala S, Surakanti J, Vemisetty H, Loka S, Sudireddy K, Punna R. Avaliação

comparativa da fibrina rica em plaquetas preparada com titânio, do material de reparação radicular EndoSequence e do hidróxido de cálcio como agentes de pulpotomia em dentes permanentes com pulpite irreversível: Um ensaio aleatório controlado. Jornal de Odontologia Conservadora. 2021;24(6):606.

83. Mobarak A, Genena S, Zaazou A, Mokhless N, Moussa S. Pulpotomia regenerativa como uma nova técnica para o tratamento de molares maduros permanentes diagnosticados com pulpite irreversível usando fibrina rica em plaquetas: Um Estudo de Série de Casos. Revista Dentária de Alexandria. 2020 Dez 6;0(0):0-0.

84. abdelazim sherif ahmed, El-Bayoumy SY, Barakat IF. Avaliação da fibrina rica em plaquetas versus nanohidroxiapatite como materiais de pulpotomia em molares primários: Um estudo clínico prospetivo. Al-Azhar Journal of Dental Science. 2024 Jul 1;27(3):425-33.

85. Howard D, Buttery LD, Shakesheff KM, Roberts SJ. Tissue engineering: strategies, stem cells and scaffolds. J Anat. 2008 Jul 8;213(1):66-72.

86. Chan BP, Leong KW. Scaffolding in tissue engineering: general approaches and tissue-specific considerations. European Spine Journal. 2008 Dec 13;17(S4):467-79.

87. Hargreaves KM, Geisler T, Henry M, Wang Y. Potencial de Regeneração do Dente Permanente Jovem: O que é que o futuro nos reserva? J Endod. 2008 Jul;34(7):S51-6.

88. Hotwani K, Sharma K. Fibrina rica em plaquetas - uma nova perspicácia na terapia endodôntica regenerativa. Restor Dent Endod. 2014;39(1):1.

89. Cvek M. Prognosis of luxated non-vital maxillary incisors treated with calcium hydroxide and filled with gutta-percha. Um estudo clínico retrospetivo. Dental

Traumatology. 1992 Abr 27;8(2):45-55.

90. Kerezoudis NP, Valavanis D, Prountzos F. Um método de adaptação de cones mestre de guta - percha para obturação de casos de ápice aberto usando calor. Int Endod J. 1999 Jan 24;32(1):53-60.

91. Chala S, Abouqal R, Rida S. Apexificação de dentes imaturos com hidróxido de cálcio ou agregado de trióxido mineral: revisão sistemática e meta-análise. Cirurgia Oral, Medicina Oral, Patologia Oral, Radiologia Oral e Endodontologia. 2011 Oct;112(4):e36-42.

92. Shah N, Logani A, Bhaskar U, Aggarwal V. Eficácia da Revascularização para Induzir a Apexificação/Apexogensis em Dentes Infectados, Não Vitais e Imaturos: Um estudo clínico piloto. J Endod. 2008 Aug;34(8):919-25.

93. Iwaya S, Ikawa M, Kubota M. Revascularização de um dente permanente imaturo com periodontite apical e trato sinusal. Dental Traumatology. 2001 Feb 21;17(4):185-7.

94. Mittal N, Parashar V. Avaliação regenerativa de raízes imaturas utilizando PRF e andaimes artificiais em dentes permanentes necróticos: Um estudo clínico. J Contemp Dent Pract. 2019 Jun;20(6):720-6.

95. Prescott RS, Alsanea R, Fayad MI, Johnson BR, Wenckus CS, Hao J, et al. Geração in vivo de tecido semelhante à polpa dentária utilizando células estaminais da polpa dentária, um suporte de colagénio e a proteína 1 da matriz dentinária após transplante subcutâneo em ratos. J Endod. 2008 Apr;34(4):421-6.

96. Kim NR, Lee DH, Chung PH, Yang HC. Distinct differentiation properties of human dental pulp cells on collagen, gelatin, and chitosan scaffolds. Oral Surgery, Oral Medicine, Oral Pathology, Oral Radiology, and Endodontology. 2009

Nov;108(5):e94-100.

97. Hargreaves KM, Geisler T, Henry M, Wang Y. Potencial de Regeneração do Dente Permanente Jovem: O que é que o futuro nos reserva? J Endod. 2008 Jul;34(7):S51-6.

98. Lv H, Chen Y, Cai Z, Lei L, Zhang M, Zhou R, et al. A eficácia da fibrina rica em plaquetas como suporte no tratamento endodôntico regenerativo: um estudo de coorte retrospetivo controlado. BMC Oral Health. 2018 Dec 13;18(1):139.

99. Su CY, Kuo YP, Tseng YH, Su CH, Burnouf T. Libertação in vitro de factores de crescimento da fibrina rica em plaquetas (PRF): uma proposta para otimizar as aplicações clínicas da PRF. Oral Surgery, Oral Medicine, Oral Pathology, Oral Radiology, and Endodontology. 2009 Jul;108(1):56-61.

100. Gassling V, Douglas T, Warnke PH, Açil Y, Wiltfang J, Becker ST. Membranas de fibrina ricas em plaquetas como suportes para a engenharia de tecidos periosteais. Clin Oral Implants Res. 2010 May 7;21(5):543-9.

101. Huang FM, Yang SF, Zhao JH, Chang YC. A Fibrina Rica em Plaquetas Aumenta a Proliferação e Diferenciação das Células da Polpa Dentária Humana. J Endod. 2010 Oct;36(10):1628-32.

102. Narang I, Mittal N, Mishra N. A comparative evaluation of the blood clot, platelet-rich plasma, and platelet-rich fibrin in regeneration of necrotic immature permanent teeth: Um estudo clínico. Contemp Clin Dent. 2015;6(1):63.

103. Miron RJ, Fujioka-Kobayashi M, Bishara M, Zhang Y, Hernandez M, Choukroun J. Platelet-Rich Fibrin and Soft Tissue Wound Healing: Uma Revisão Sistemática. Tissue Eng Part B Rev. 2017 Feb;23(1):83-99.

104. Keswani D, Pandey RK. Revascularização de um dente imaturo com uma polpa necrótica usando fibrina rica em plaquetas: um relato de caso. Int Endod J. 2013

Nov 13;46(11):1096-104.

105. Simonpieri A, Del Corso M, Sammartino G, Dohan Ehrenfest DM. A Relevância da Fibrina Rica em Plaquetas de Choukroun e do Metronidazol Durante Reabilitações Maxilares Complexas Utilizando Aloenxerto Ósseo. Parte II: Cirurgia de Implantes, Dentisteria Protética e Sobrevivência. Implant Dent. 2009 Jun;18(3):220- 9.

106. Johns D, Vidyanath S, Kumar Mr, Shivashankar V. Fibrina rica em plaquetas na revitalização de dente com polpa necrótica e ápice aberto. Journal of Conservative Dentistry. 2012;15(4):395.

107. Dou L, Yan Q, Yang D. Efeito de cinco agentes de capeamento da polpa dentária na proliferação celular, viabilidade, apoptose e mineralização das células da polpa dentária humana. Exp Ther Med. 2020 Jan 10;

108. Al-Hiyasat AS, Barrieshi-Nusair KM, Al-Omari MA. Os resultados radiográficos dos procedimentos de capeamento pulpar direto realizados por estudantes de medicina dentária. The Journal of the American Dental Association. 2006 Dec;137(12):1699-705.

109. Nagaveni N, Kumari Kn, Poornima P, Reddy Vvs. Tratamento de uma lesão endo-perio num dente imaturo utilizando fibrina autóloga rica em plaquetas: Um relato de caso. Jornal da Sociedade Indiana de Pedodontia e Odontologia Preventiva. 2015;33(1):69.

110. Farmani AR, Nekoofar MH, Ebrahimi Barough S, Azami M, Rezaei N, Najafipour S, et al. Application of Platelet Rich Fibrin in Tissue Engineering: Focus on Bone Regeneration. Platelets. 2021 Feb 17;32(2):183-8.

111. Sharma A, Pradeep AR. Tratamento de Defeitos Intra-ósseos de 3 Paredes em Pacientes com Periodontite Crónica com Fibrina Rica em Plaquetas Autóloga:

Um ensaio clínico controlado e aleatório. J Periodontol. 2011 Dec;82(12):1705-12.

112. Bansal C, Bharti V. Avaliação da eficácia da fibrina autóloga rica em plaquetas com aloenxerto ósseo desmineralizado e liofilizado no tratamento de defeitos intra-ósseos periodontais. J Indian Soc Periodontol. 2013;17(3):361.

113. Pradeep AR, Rao NS, Agarwal E, Bajaj P, Kumari M, Naik SB. Avaliação Comparativa da Fibrina Rica em Plaquetas Autóloga e do Plasma Rico em Plaquetas no Tratamento de Defeitos Intra-ósseos de 3 Paredes na Periodontite Crónica: Um Ensaio Clínico Controlado e Randomizado. J Periodontol. 2012 Dec;83(12):1499-507.

114. Singh S. Management of an endo perio lesion in a maxillary canine using platelet-rich plasma concentrate and an alloplastic bone substitute. J Indian Soc Periodontol. 2009;13(2):97.

115. Intini G, Andreana S, Intini FE, Buhite RJ, Bobek LA. O Sulfato de Cálcio e o Plasma Rico em Plaquetas constituem um novo biomaterial osteoindutor para a regeneração óssea. J Transl Med. 2007 Dec 7;5(1):13.

116. Miron RJ, Choukroun J, editores. Fibrina Rica em Plaquetas em Odontologia Regenerativa: Biological Background and Clinical Indications. Wiley; 2017.

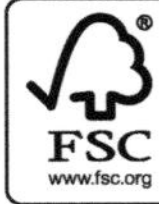

MIX
Papier aus verantwortungsvollen Quellen
Paper from responsible sources
FSC® C105338

Printed by Books on Demand GmbH, Norderstedt / Germany